SÁBILA
Propiedades curativas

Ofelia Ortega

editores mexicanos unidos, s. a.

Colección
Librería

Luis González Obregón 5, Col. Centro,
Cuauhtémoc, 06020, D. F. Tels. 55 21 88 70 al 74
Fax: 55 12 85 16
editmusa@prodigy.net.mx
www.editmusa.com.mx

Coordinación editorial: Mabel Laclau Miró
Diseño de portada: Carlos Varela
Formación y corrección: Equipo de producción de
Editores Mexicanos Unidos

Miembro de la Cámara Nacional
de la Industria Editorial. Reg. Núm. 115.

1a edición: febrero de 2011
1a reimpresión: enero de 2013

ISBN (titulo) 978-607-14-0627-9
ISBN (colección) 978-968-15-0801-2

ISBN 978-607-14-0627-9

Impreso en México
Printed in Mexico

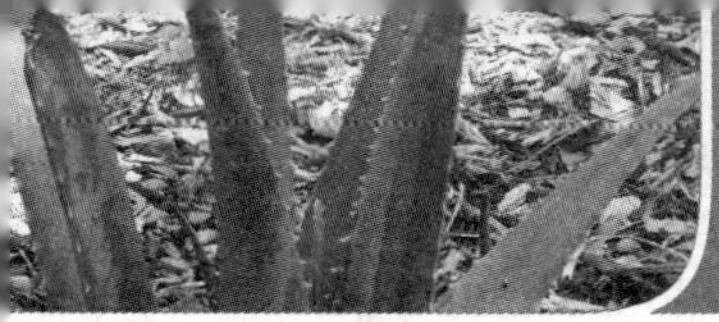

Introducción

Muchas personas conocen la sábila, otras han escuchado que es buena para muchas cosas, pero muy pocos saben de la gran cantidad de beneficios que esta planta nos aporta; es tanta su utilidad que se conoce como la "planta milagrosa".

La herbolaria es una parte de la medicina que utiliza las hierbas y plantas para tratar las enfermedades. Numerosos estudios han descubierto que las plantas devuelven o restablecen, según sea el caso, la salud al ser humano.

En este ramo, los químicos han aislado los principios activos de uno o varios componentes de una planta, elaborando fármacos de origen vegetal, los cuales forman una cuarta parte de los medicamentos existentes en el mercado, conocidos como medicamentos alópatas. El costo de estos a veces llega a ser inaccesible para el paciente, por lo cual se ha recurrido a otras alternativas y así el paciente recupere la salud.

En la América Precolombina, la medicina maya, mexica, inca, así como en el México actual, se lograron grandes avances en la herbolaria y otras disciplinas, con las cuales dejaron impresionados a los conquistadores.

Los conquistadores apoyaron el conocimiento de herbolaria y sus aplicaciones. Y es que los mayas, mexicas e incas, conocían las plantas originarias del altiplano y con esto ponían atributos a los pueblos vecinos, cuyos representantes obtenían información del uso de las plantas, como las que servían de alimento, de ornato y las medicinales; ellos las sembraban en lo que ahora es el Jardín Botánico de Chapultepec, además de Oaxtepec y Texcoco. Con estos ejemplares de la herbolaria médica, los antiguos pobladores de América ampliaban sus conocimientos.

Hubo dos indígenas que eran ricos y adoctrinados por profesores curas. Ellos escribieron el primer libro de medicina en México acerca de hierbas y plantas, cuya edición fue bilingüe (en latín y náhuatl) y era utilizado en la medicina con indicaciones y modo de empleo; fue titulado *Libellus de Medicinalibus Indorum Herbis* (*Librillo de plantas medicinales indígenas*), e incluye una monografía de 185 plantas. A pesar de los estudios que se hicieron no se completó la edición y hasta llegó a dificultarse su elaboración, debido a que en el transcurso desaparecieron muchas de estas plantas.

En la actualidad, el herbolario profesional persiste y se puede encontrar en los mercados mexicanos de Xochimilco y en el mercado de Sonora. Su formación médica precolombina les permite diagnosticar, prescribir y mezclar las plantas y, además, informan sobre la preparación de los distintos brebajes, cataplasmas, vaporizaciones, tizanas, baños comunes, baños de temazcal, ungüentos, y son proveedores de las plantas medicinales en estos mercados.

La industria farmacéutica ha reconocido que muchas de las plantas que se utilizan en estos procesos tienen efectos útiles al hombre; por ello, escogió aquellas que podían ser usadas con fines terapéuticos. Esta industria ha realizado esfuerzos para salvar algunas de estas maravillosas plantas.

Entre esta variedad de plantas se encuentra la sábila o *aloe vera*, la cual tiene un extraordinario poder curativo: desde prevenir la caries hasta cualquier malestar en el hombre, incluso complicaciones en el corazón.

Es una de las tantas plantas olvidadas que tiene un lugar preferente en la medicina alópata. A lo largo del tiempo, ha sido utilizada en muchas culturas, por ser eficaz en el tratamiento y alivio de cualquier dolor.

Además de su uso medicinal, esta planta maravilla se utiliza en la cosmetología; ayuda a mantener la salud y la belleza gracias a sus propiedades humectantes, lubricantes y nutritivas.

La sábila tiene propiedades curativas increíbles, y forma parte de la medicina alternativa natural. Esta planta también cuenta con cualidades esotéricas, como guardián para proteger de la maldad, detiene algún daño que un enemigo pueda hacer o al entrar en casa e incluso en el negocio.

Esta planta se utiliza en la NASA, debido a que absorbe el 90% de toxicidad que producen materiales como PVC, pintura, barniz, etcétera.

La sábila es considerada una planta de la buena suerte para cualquier negocio o casa, por lo que es frecuente su uso en rituales debido a su poder energético y místico, como purificador del alma.

En este libro, conoceremos las características y descripciones de la sábila, los diferentes tipos, cuál es la especie más empleada y qué tipo de *aloe vera* se puede utilizar, así como su historia. En este repaso histórico, descubriremos qué cultura fue la primera en utilizarla, cómo la empleaban, su valor esotérico, el componente químico que hace que el aloe sea una planta maravillosa, sus usos y aplicaciones, su valor curativo, sus usos tradicionales, remedios y recetas para preparar tratamientos para la caída del cabello y el acné, mascarillas, jabón, para preparar mermelada, ensaladas, tratamiento de quemaduras de piel, artritis; además se presentan la advertencia para saber quiénes son los candidatos que pueden aprovechar las propiedades de la sábila y para quienes está contraindicada.

Asimismo, el lector aprenderá, paso a paso, cómo obtener la pulpa de la sábila, además de conocer cuáles son los cuidados que esta planta requiere: cómo sembrarla y cuál es el mejor clima para que crezca, sus formas de riego, fertilización, etcétera.

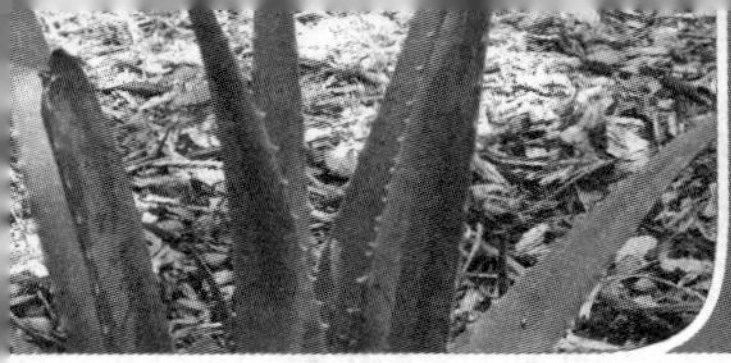

Sábila o *aloe vera*, ¿qué es?

El nombre científico de la sábila es ***aloe vera*** o ***aloe barbadensis***, aunque también se le conoce con otros nombres, como: *zábila, atzavara vera, zabira, aloe de Barbados, pita zábila, penca de zábila, acíbar, doctor aloe, elixir de la larga vida* (Rusia), *musobar, azabara, maravillosa planta, hormona de las heridas, doctor vegetal, hierba sagrada, generadora de las buenas vibraciones, zadiva, azebre vegetal, séver, lu hui, belarrmintza, hierba babosa, planta medicinal, planta decorativa, cola de dragón, babosa, curandera silenciosa, planta milagrosa, lirio del desierto* (África), *pulpo, bilis de elefante, kumari, planta de la inmortalidad*, etcétera.

La sábila es una planta *fanerógama* (es decir, que tiene flores) que pertenece a la familia de las *alfodelaceas* o *liliáceas*, como el ajo, la cebolla, el espárrago y el tulipán. El aloe es la planta más beneficiosa, está considerada como uno de los mayores regeneradores celulares que nos ha brindado la naturaleza. De esta planta se extrae el jugo para uso medicinal o terapéutico, que tiene consistencia de resina y un sabor amargo.

La raíz de la sábila es superficial, con estructura escamosa. Es una planta perene, con un tronco leñoso de unos 60 a 90 cm de altura, cuyas hojas o pencas son grandes y carnosas, las cuales alcanzan una altura media entre 40 y 50 cm. La estructura de la hoja o penca presenta una capa revestida por una cutícula, una capa protectora, por medio de la cual se filtra el agua y el aire. Bajo esta membrana se encuentra otra capa dermis celulósica, misma que contiene cristales de oxalato de calcio y células periciclicas de la sábila o *aloe amarilla* o *rojiza*, las cuales tienen propiedades laxantes. Dentro de esta triple protección está el *parénquima* en forma de gel, que es incoloro. La calidad de este gel depende del suelo y las condiciones climáticas de la zona donde se cultive. Esta planta tiene una anchura de 6 a 10 cm en la base, y forma grandes rosetones en espiral alrededor del tallo y en las hojas tiene una espina gruesa y a los extremos laterales otras más pequeñas. Las hojas de la sábila son largas y angostas, acuminadas (ya que terminan en punta); su textura es coriácea (resistentes y a la vez flexibles), suculenta (jugosa y carnosa); son de color verde azulado o grisáceo y algunas veces las hojas son rayadas o moteadas.

El color de esta planta es verde cuando no está en contacto con el sol, y de color marrón cuando tiene mucho sol y poca agua; sus retoños están incrustados en la raíz, suelen tener manchas blancas que desaparecen a medida que la planta crece. Las flores de la sábila son tubulosas porque las seis piezas que forman la flor están unidas entre sí en un tubo recto, y en otros casos un poco encorvado; la flor de la aloe suele ser de color rojo, naranja y amarilla; los estambres son seis, con filamentos grandes que arrancan del fondo de la flor, debajo del pistilo; el fruto de esta flor es de paredes inconsistentes en forma de cápsula. Esta planta no muere después de su floración.

El aloe contiene en su interior *parénquimas*, un tejido esponjoso capaz de almacenar el agua filtrada por las raíces y las hojas; el agua, gracias a ese metabolismo, se transforma en un gel amargo y translúcido, conocido como jugo de la sábila o acíbar; éste se obtiene al dejar fluir el líquido que se escurre de las hojas cortadas de manera transversal; este líquido debe dejarse concentrar y espesar mediante el calor del sol u otro artificial. El acíbar adquiere un color amarillo verdoso entre la pulpa y la piel; con este líquido hay que tener cuidado, ya que puede manchar la ropa y es difícil de limpiar, además de que es muy buscado por sus propiedades medicinales. El acíbar expuesto al calor y solidificado sirve para la preparación de extracto, polvo seco, tintura madre, en capsulas o comprimidos y también puede utilizarse en productos de belleza.

La reproducción de la sábila se realiza con las semillas de los pájaros e insectos (polinización) o por los retoños que brotan alrededor de su tallo. El aloe tiene la capacidad de almacenar el agua de la lluvia, lo que le permite sobrevivir durante largos periodos de sequía. Luego de tener tres años la planta, su gel se encuentra en las pencas u hojas y tiene un alto nivel nutricional.

Entre los enemigos con que la sábila cuenta se encuentra el exceso de agua y el frío por debajo de los 10 ºC; mientras que las ventajas que tiene es que es una planta resistente a las plagas y a la falta de agua. Para evitar que las condiciones climáticas sean malas, es conveniente plantar a la sábila en la sombra aunque la planta requiere de luz, pero no es conveniente que esté expuesta a la luz. El origen de esta planta es de la Isla de Madeira, en las Islas Canarias.

La sábila presenta características como su calidad de *crasa* o *suculenta* y su metabolismo indica una importante adaptación a zonas áridas. Las plantas silvestres forman densas colonias, siendo la planta central la madre. Cada sábila produce 20 rosetas laterales, a los que se les llama hijuelos o retoños, mismos que difícilmente alcanzan 40 cm de altura. Es una planta semitropical, muy parecida a las plantas del desierto; es una planta que se puede tener en la casa o en un departamento o en una hacienda.

La sábila consta de tres capas:

- La cubierta exterior, verde y sólida.
- Una viscosa jalea, en la que estacan una serie de bultos vasculares atados a la superficie interna de la piel.
- El filete, que posee una estructura integrada a su vez por estructuras hexagonales que almacenan el fluido del filete.

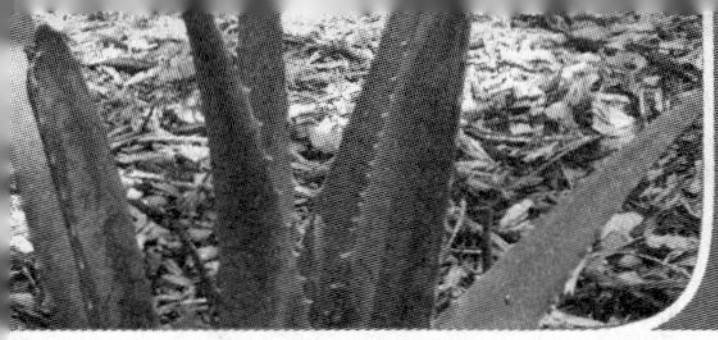

Especies de aloe o sábila

Según sea la especie de sábila, ésta puede florecer en primavera, verano o invierno, en laderas rocosas soleadas y pedregosas. Estas especies de aloes están registradas en todo el mundo y cada año se descubren más de ellas, como el *aloe de rocalla* que es pequeño y no tiene tallo, hasta el *aloe arborescente* que mide varias decenas de metros.

No todas las especies de aloe son utilizadas en la medicina. Los aloes más conocidos y usados a este respecto son el *aloe vera*, *aloe africana*, *aloe succotrina*, *aloe saponaria*, *aloe arborescens*, *aloe ferox*, *aloe natal*, *aloe sinensis*.

Algunas de estas especies de aloe se siguen utilizando en ciertos lugares del mundo, en la elaboración de tejidos resistentes y fibras sintéticas para la fabricación de cordajes marinos. Mientras que las especies de *aloe ferox* y *aloe saponaria* son muy valorados por los japoneses, el aloe más estudiado por los científicos rusos es el *arborescente*; mientras que el *aloe vera* se utiliza para la cosmetología y curar múltiples enfermedades.

Las especies más importantes y conocidas son: *aloe barbadensis* (se conoce como *aloe de Barbados*), cuyo origen es de África, tiene un tronco corto y sus flores son amarillas, está emparentada con el *aloe vera* y *aloe vulgaris*; así como el *aloe ferox*, conocido como el *aloe del Cabo*, que a diferencia del *aloe barbadensis* tiene el tronco más largo y sus flores son de color rojo escarlata.

Muchas de las especies de sábila no tienen tallo y están a nivel de suelo, algunas no tienen el tallo ramificado, en donde brotan las hojas carnosas. En África, hay especies de aloe en las cuales sus troncos son largos y su apariencia es la de un árbol.

Las especies de aloe más conocidas son:

- *Aloe barbadensis* (*aloe vera*), la cual se utiliza mucho debido a sus propiedades medicinales. Su altura es de un metro, sus hojas son de color verde claro grisáceo, con una curvatura pronunciada en el comienzo y sus flores de color blanco amarillento.
- *Aloe arborescente* (*aloe candelabro*), que se utiliza para planta de ornamento y tiene uso medicinal. Su forma es de arbusto, su

altura es de uno a dos metros, sus hojas son delgadas de color verde oscuro, se tiende a doblar en el extremo y sus flores son de color rojo, en forma cónica.

- *Aloe ferox* (*aloe feroz*), este aloe es un laxante natural. La altura de esta planta es de dos metros, con un tallo de 20 cm de diámetro; en su extremo superior posee una roseta característica de los aloes, sus hojas son de color verde, con una pequeña curvatura y sus flores son de color anaranjado, de forma cilíndrica.
- *Aloe maculata* (*aloe saponaria*), el uso de este aloe es ornamental, poco frecuente para el uso medicinal y cosmético. Su altura es de 5 a 10 cm, su forma es la de una estrella con cuatro o cinco hojas por nivel; cada hoja nace en forma vertical, las cuales caen para mantenerse de manera horizontal, tienen manchas blancas, espinas en su borde, sus flores son de color naranja escarlata, son pequeñas y de forma cilíndrica.

Especies más utilizadas

Existen 200 variedades o especies reconocidas del género aloe, las cuales crecen en zonas semiáridas, y a todas se les conoce como *aloe vera.* Sin embargo, de estas variedades hay dos especies que son las que más se utilizan con fines medicinales: el *aloe ferox* (esta planta tiene la forma de un cactus), o también conocido como *aloe del Cabo* (se obtiene del acíbar); así como el *aloe barbadensis*, cuyo origen es de Barbados y de él se obtiene el acíbar y el gel del aloe.Al tener tanta demanda, el *aloe barbadensis* experimenta un incremento en las zonas de cultivo, entre ellas zonas cálidas de México, Estados Unidos, Las Bahamas, Venezuela, Las Antillas, Grecia, Egipto, Arabia, Israel, La India y Argelia.

En Andalucía, las Islas Canarias y las Islas Baleares, hay plantaciones de *aloe barbadensis*, de la cual se utilizan las hojas basales, duras, gruesas y carnosas cuando la planta ha alcanzado su madurez, es decir, más de tres años y no más de cinco, de la cual se obtiene el acíbar y el gel de la sábila.

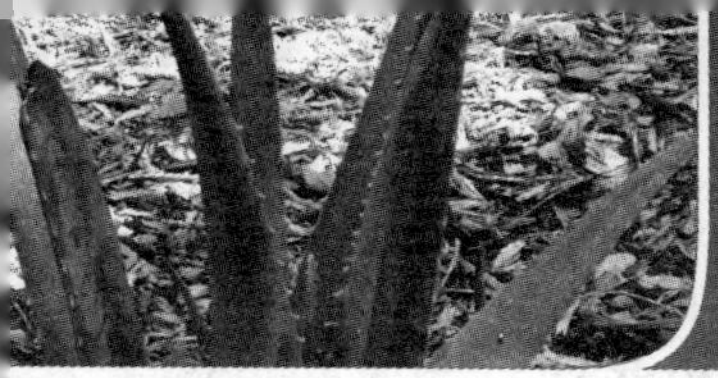

Antecedentes históricos

La sábila es una planta que cuenta con gran auge en todo el mundo, y cada día más personas creen en su poder curativo por sus beneficios; ha recibido diversos nombres, uno de los principales es aloe, que viene del hebreo y significa “amargo brillante”.

A la sábila se el conoce como la planta milagrosa por la gran cantidad de beneficios que aporta. Se trata de una planta que fue importante para antiguas culturas, como los hebreos, romanos, griegos, árabes y egipcios, culturas africanas y asirios.

Las virtudes curativas de la sábila eran conocidas desde la antigüedad, hay testimonios y relatos de las mismas en la historia de esta planta. Una teoría menciona su uso terapéutico en la época de los sumerios con el rey Akkad, la cual está grabada en unas tablillas de arcilla. La sábila es también mencionada en unos vasos egipcios pintados en la época arcaica, en el *Libro egipcio de los remedios* del famoso papiro *Ebersen* del siglo XV a.C. Asimismo, se mencionan fórmulas de curación en el tercer milenio de nuestra era.

Para los hindúes es una de las mejores plantas del *Atharvaveda*, texto del hinduismo que contiene fórmulas y conjuros con plantas y preparaciones para curar todo tipo de enfermedades, completado por el *Ayurveda*, que es la ciencia hindú de la medicina. En la *Biblia* también se habla con frecuencia de la sábila; en ella se menciona un hecho ocurrido en el año 1 d.C. en el Evangelio según San Juan: se habla de cuando se llevaron el cuerpo de Jesús y lo envolvieron con lienzos y una mezcla de mirra y de aloe, ya que en ese tiempo se acostumbraba sepultar así a los judíos.

En el año 1500 a.C. en el *Papyrus Erbes*, documento egipcio cuyos originales están protegidos en la Universidad de Leipzig, también se habla de los valores curativos de la sábila.

Durante la persecución de los romanos, se obligaba a los cristianos a quemar incienso como una ofrenda a sus dioses. Algunas comunidades cristianas de la Iglesia reemplazaban el incienso extraído de la madera del aloe, por incienso sagrado hecho con aloe bíblico mezclado con mirra y benjuí.

En Egipto, el aloe era considerado por los faraones como un elixir que servía para alargar su vida; por ello, durante su funeral el faraón era transportado con aloe, ya que éste era un símbolo de renacimiento en la vida. Así, el aloe acompañaba al faraón a lo largo del camino, con el fin de alimentarlo y cuidarlo en su viaje, y cuando florecía la sábila era señal de que el faraón había alcanzado la otra orilla. Los sacerdotes utilizaban el aloe en los ritos funerarios para el ensalzamiento con el nombre de *planta de la inmortalidad.*

Otra historia cuenta que el brillo de los ojos de Cleopatra se debía al colirio hecho a base del aloe. La belleza de la piel de Nefertiti se debía a unos baños hechos con leche de burra y de pulpa de aloe. Los egipcios, los babilonios y especialmente los hebreos dotaron a esta planta de connotaciones religiosas, siendo la sábila una valiosa medicina. Desde hace siglos, ésta ha sido utilizada en un sinfín de culturas, por su eficacia en el tratamiento de quemaduras, la cura de heridas, la soriasis, así como en la mejoría de la apariencia, la disminución de la costra y la picazón.

Los árabes disponían de la pulpa de las hojas de la sábila en sacos de piel de cabra y la secaban al sol, hasta que quedaba como una resina. Para los griegos, el aloe era símbolo de belleza, fortuna y salud. Hipócrates describió algunas propiedades de la sábila como curación de tumores, dolores de estómago, para la caída del cabello, etcétera.

En el año 330 a.C., Alejandro Magno fue herido por una flecha del enemigo, pronto vio cómo se infectaba la herida durante el avance de la conquista de Egipto y el desierto de Libia. Proclamado hijo de Zeus en el Oasis de Amón, un sacerdote lo untó con un aceite hecho de sábila que provenía de la Isla de Socotra, el cual le curó la herida, y por consejo de Aristóteles, Alejandro Magno se apoderó de la Isla de Socotra (ubicada al sur de Arabia) y de las plantaciones de aloe, ya que el jugo de la sábila volvía invulnerables a los guerreros.

En el Oriente, esta planta tenía un significado de inmortalidad y sabiduría. Los fenicios secaban la pulpa y la llevaban en odres de piel de cabra por toda el área grecorromana, Los romanos descubren sus propiedades por la guerra púnica.

Los socotrinos molían hojas secas. Los colonos de Jamaica la hervían en un caldero y recogían su jugo. En Barbados, los esclavos cortaban las hojas de la sábila y las ponían con la incisión hacia abajo, en un recipiente de madera donde el jugo se derramaba antes de ser hervido y reducido, hasta tener la consistencia del azúcar de caña.

En el siglo primero de nuestra era, Dioscorides, médico griego que estuvo mucho tiempo en el ejército romano, habla en su *Herbolario griego* acerca de las propiedades de la sábila como coagulante de la sangre, en las heridas y llagas que no pueden cicatrizar, para la caída del cabello, en las hemorroides, así como de sus propiedades en la cosmética.

La sábila posee una larga y documentada historia con los antiguos asirios, quienes usaban el *subaru* (así llamaban a la sábila) como una bebida que les servía para combatir la indigestión y los gases. Plinio el Viejo, en el año 77 d.C., describe en su *Historia Natural* cómo la sábila cura la disentería, así como inyectar aloe con una pera para lavativas.

Los beduínos (península arábiga) y los guerreros *tuaregs* (del desierto del Sahara) ya conocían las virtudes de la sábila, a la cual se referían como el "lirio del desierto"; era utilizada para proteger sus casas. Los habitantes de Mesopotamia adornaban la puerta de sus casas con pencas de sábila en caso de haber escasez o epidemias. Los escitas y los parsis se alimentaban con la pulpa de la sábila.

Para los ismaelitas, la sábila era considerada como un elixir o antídoto de larga vida, y es un secreto para los templarios el famoso elixir de longevidad de Jerusalén, elaborado con pulpa de sábila, hachís y vino de palma. Dominique Larrey, cirujano y jefe de los ejércitos de Napoleón, utilizaba la pulpa de la sábila para curar a los veteranos de *La grande armee.*

En la medicina *ayurveda* (medicina tradicional hindú), siempre fue de suma importancia la sábila, se le consideraba una planta sagrada que era utilizada en los rituales de los sacrificios y algunas especies eran protegidas. En la actualidad, se ponen pencas de sábila encima de las hogueras funerarias, lo cual es un símbolo de la eternidad y renacimiento para la cultura hindú.

En la Edad Media fue cuando se le dio credibilidad a las propiedades curativas de la sábila; entonces, las personas empiezan a tener esta planta en sus casas para así aprovecharla. Los marinos españoles que tripulaban la Santa María, en el viaje que llevaría a Cristóbal Colón a descubrir América, que estaban mal nutridos y enfermos, fueron salvados parcialmente con la sábila, por lo que Colón la llamó el "doctor en maceta", por lo que a partir de entonces esta planta fue llevada a bordo de los barcos.

Después, la sábila fue cultivada en los cascos de las haciendas, donde se propagó su uso. Los jesuitas españoles y portugueses fueron los primeros en cultivar esta planta en las colonias de América, África y Oriente; los nativos de América la llamaban "el árbol de Jesús".

El archipiélago de las islas Canarias, situado a corta distancia del norte de África, es la zona de mayores cualidades para la sábila, debido a que su tierra es rica en aloe, ya que el clima es idóneo para su cultivo, por lo cual la sábila crece incluso en forma silvestre en todo el archipiélago.

Los samuráis se untaban la pulpa de la sábila en el cuerpo para volverse inmortales y expulsar a los demonios. En la actualidad, la pulpa del *aloe saponaria* sirve para elaborar cosméticos y jabones; el *aloe ferox*, el *aloe tarski* y el *aloe marlothii* se utilizan en la farmacéutica y en la cosmetología, ya que la sábila o aloe es un medicamento específico contra las enfermedades de la piel.

Durante la Segunda Guerra Mundial fue cuando se descubrieron las propiedades medicinales de esta planta, aplicándola en pacientes con quemaduras por la radiación de Hiroshima y Nagasaki, la mayoría de los cuales quedaron sin cicatrices. En la cultura China, aparece en unas pinturas que muestran a un médico socorriendo a un soldado con pencas de sábila como cicatrizante. Así, las espinas del *aloe ferox* eran utilizadas como agujas de acupuntura por los médicos descalzos; la medicina china moderna utiliza la pulpa de la sábila en el tratamiento de la arteriosclerosis.

La medicina le atribuye a la sábila un don de buen augurio y protección; los musulmanes cuelgan pencas de esta planta en las puertas de sus casas, con la finalidad de que el profeta regrese a visitarlos; algunas tribus del desierto preparan jabón líquido, el cual untan en el cabello y en el cuerpo, por lo que tienen una cabellera abundante y una piel preciosa. En la actualidad, por la cantidad de cualidades que tiene esta planta, ha despertado el interés de los científicos para saber cómo se puede estudiar y aprovecharla; tal es el caso de las investigaciones del biólogo soviético Israel Brekham, que demuestran la eficacia de la sábila en casos de irradiación química.

En 1985, el Dr. Bill McAnalley aisló un polisacárido extraído de la sábila (*barbadensis*) que llamó *carrisyn* , porque posee propiedades antivirales; éste era aplicado en pacientes enfermos de sida ya que reforzaba su sistema inmunitario y frenaba el progreso del virus del VIH. Por su parte, el Dr. Woljanski ha estudiado una técnica de cuidados a base de la sábila, la cual consigue mejorar los dolores ciáticos, mientras que el Dr. Kurako ha obtenido excelentes resultados en enfermedades inflamatorias de la médula espinal. Esta planta tiene una larga historia de uso eficaz como bebida natural o remedio y hoy día la cosecha y preparación manual de sus hojas continúa.

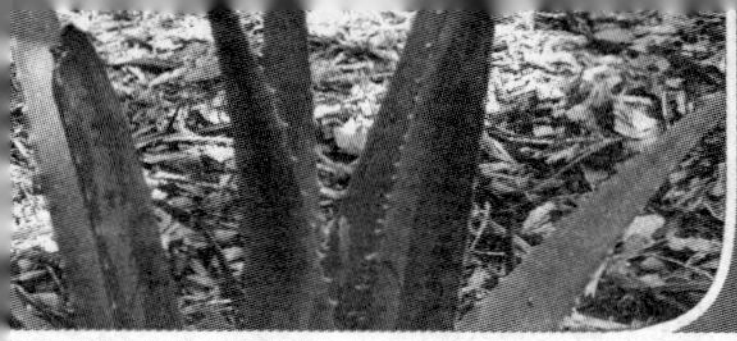

Compuestos químicos en la sábila

La tarea para los científicos modernos es demostrar todas las maravillas de la sábila, como sus sustancias y alto nivel nutricional. Esta planta es importante en el sentido místico para la cultura del hombre.

Es una herramienta con mucho futuro, por su forma de cultivo, su fácil mantenimiento, además de su gran contenido químico y nutricional. Las sustancias y su valor nutricional puede variar de acuerdo con:

- La altitud.
- El clima.
- La edad de la planta.
- Su entorno.
- Si hay lluvia frecuente.
- La época del año en que se cosecha.

Los objetivos para saber su contenido tienen que ver con el sistema de recolección de esta planta, mediante el cual se puede obtener gel, jugo, zumo, polvo o para su almacenamiento.

En la pulpa de la sábila se concentra la mayoría de sus propiedades, posee una textura de gelatina (se obtiene de la penca de la sábila al eliminar las espinas y la cáscara); este gel de la sábila o gelatina es el acíbar, el cual tiene un color amarillo, que proviene de las células en la parte central de la hoja.

El acíbar de sábila contiene 12 enzimas que constan de proteínas y un grupo prostético o coenzima. La enzima actúa al formar un complejo en la piel; la proteína que se une a éste se convierte en un centro activo, la acción de la enzima, y depende de la *coenzima* para el sustrato de *apoenzima* en específico, para la piel abierta, el cuero cabelludo, etcétera.

El acíbar se usaba como droga medicinal y laxante. Se empieza a probar con la sábila para la curación de quemaduras por radiación, accidentes nucleares o exposición a rayos X; los investigadores vieron que el gel fresco poseía propiedades que no tenía el polvo de la sábila. El gel ha demostrado que es un buen astringente, inhibidor del dolor, antibiótico, coagulante y desinflamatorio.

La sábila tiene varios beneficios para la salud, y es parte fundamental su composición química, como efectos terapéuticos. Su composición es la siguiente: el 99.4% de la sábila o *aloe vera* es agua, más de 60% de los sólidos son *polisacáridos mucilaginosos*, los cuales están ligados a azucares como la glucosa, *ramnosa*, *manosa*, *galactosa*, *arabinosa*, *xilosa* y *ácidos úronicos*.

Mucílago: está compuesto de diferentes *polisacáridos acetilados*, ácidos y neutros responsables (*mananos*, *glucomananos*, etcétera), esto es para que la planta pueda retener agua y sobrevivir durante condiciones de sequía. En los *polisacáridos musilaginosos* destaca el *acemanano* (*aloeverosa*), el cual es responsable de sus propiedades farmacológicas y es un componente activo del gel de la sábila; así como el *aloérido*, *polisacárido* de elevado peso molecular, constituido por glucosa, *manosa*, *galactosa* y *arabinosa*, la cual posee una actividad inmunoestimulante, además de ser emoliente sobre la piel.

Los sólidos restantes que componen el gel de la sábila contribuyen a la actividad terapéutica, como son las sales orgánicas y los ácidos (*glutámico*, *cítrico*, *málico*, *salicílico*, *lavtato*, *magnésico*, *oxalato*, *calcio*, etcétera), las enzimas (*celulaza*, *carboxipeptidasa*, *bradikininasa*, *catalasa*, *amilasa*, *oxidasa*, *tirosinasa*), además de *sapogénicas*, *taninos*, esteroides, *triglicéridos*, aminoácidos (*lisina-histidina*, *glutamina*, *arginina*, *ácido aspártico*, *asparagina*, *treonina*, *serina*, *ácido glutámico*, *glicina*, *alanina*, *valina*, *metionina*, *isoleucina*, *leucina*, *tirosina*, *felinanina* y *triptófano*), RNA y trazas de *alcaloides* de vitaminas (*betacaroteno*, B, Bz, Ba, Bs, C, E, *colina*, *ácido fólico*) y de minerales (aluminio, bario, boro, calcio, cromo, cobre, potasio, hierro, magnesio, fósforo, sodio, estroncio y silicio). No debe contener cantidades apreciables de derivados de *hidroxiantracénicos* o *antraquinonas* de acción laxante.

Agua: contiene 99.5% de agua y 0.5% de componentes sólidos.

Aloemodina: actúa sobre la mucosa intestinal, regulando su funcionamiento.

Aloetina: bactericida que neutraliza el efecto de toxinas microbianas.

Aloemitina: controla y previene la propagación de ciertas formas cancerígenas.

Aloeoleina: ayuda a mejorar las úlceras estomacales y duodenales, sumándole el efecto *buffer*, el cual disminuye la acidez.

Aminoácidos: el hombre necesita 22% de estas sustancias para fabricar la piel, músculos y otros tejidos; 8% de estos aminoácidos esenciales se obtienen de los alimentos, la sábila contiene 20% de estos elementos, que intervienen en la formación de la proteína, y es importante para el sistema inmune.

Aminoácidos y oligoelementos: manganeso, calcio, potasio, sodio, aluminio, hierro, zinc, cobre, plata, cromo, fósforo, plata, titanio y germanio.

Germanio: es un componente especial que se encuentra en grandes cantidades en la sábila por sus beneficios y efecto para la salud. El Dr. Asai descubrió que el germanio está en el ginseng, en las *setas shitake* y el *aloe vera*, y es importante en la vida de las plantas porque es un catalizador comparable a la clorofila. El germanio actúa de la manera siguiente:

- Elimina los desechos de la célula y el veneno.
- Tiene poder electromagnético y reequilibrante magnético.
- Es un filtro depurativo del organismo.
- Revitaliza y reestructura la médula ósea.
- Reactiva el sistema inmune.
- Estimula la producción de endorfinas, para calmar el dolor.
- Nutritivo inhibidor de dolor antiinflamatorio.
- Cicatrizante.
- Bactericida.
- Digestivo.
- Depurativo.
- Regenerador celular.
- Antibiótico.
- Antiséptico.
- Coagulante.
- Antiviral.

Antraquinonas: se utilizan como laxantes; estos elementos alivian el dolor (son analgésicos), eliminan bacterias (antibacterial), hongos (fungicidas) y algunos virus (antivirales). La sábila tiene varias antraquinonas, como la *aloína*, *isobarbaloína*, *barbaloína*, *ácido cinámico*, *emodina*, *emodina* de aloe, estero de *ácido cinámico*, *antracena*, *antranol*, *ácido aloético*, *aceites etéreos*, *resistanoles* y *ácido crisófanico*.

Azucares: *monosacáridos* y *polisacáridos* como la glucosa, la *fructuosa acemanano* y el *glucomanano*.

Carrisina: aumenta las defensas y refuerza el sistema inmune.

Creatinina: es fundamental en las reacciones de almacenaje y transmisión de energía.

Emolina, emodina y barbaloina: a través de reacciones orgánicas, generan *ácido salicílico* de efecto analgésico y *antifebril* (el cual baja la temperatura).

Fosfato de mañosa: ayuda al crecimiento de los tejidos, además de que se ha comprobado un efecto cicatrizante en úlceras y especialmente en la boca.

Lignina, aponías, antraquinonas: esta sustancia ayuda a transportar los componentes mencionados y le ayuda a absorber fácilmente el acíbar en la piel.

Heterósidos: actúan como antiséptico.

Antraquinonas: cuyo efecto es el de laxante y analgésico, los científicos o investigadores han confirmado las cualidades de la sábila de acterisidas y antibióticas desprovistas de toda toxicidad.

Enzimas: estas sustancias ayudan a digerir los alimentos y mejorar la absorción de nutrientes; son analgésicas, hidrolizan las proteínas en elementos que facilitan la digestión de la celulosa, e impiden la acumulación de agua en los tejidos: *amilasa*, *oxidasa*, *lipasa*, *catalasa* y *alinasa*. Las enzimas oxidantes del aloe reducen los elementos básicos:

- Fosfatasa ácida.
- Amilasa.
- Bradiquinasa o bradiquininasa: analgésico, antiinflamatorio.
- Catalasa: impide la acumulación de agua oxigenada en los tejidos.
- Celulasa: ayuda a la digestión de las células.
- Creatinina.
- Fosfoquinasa: enzima muscular.
- Lipasa: facilita la digestión.
- Nucleotidasa.
- Fosfatasa alcalina.
- Proteolitiasa o proteasa: hidroliza las proteínas.

La sábila también contiene *ácido salicílico, ácido crisofánico, aceites volátiles*, etcétera.

Vitaminas

La sábila tiene vitaminas importantes como la A, C y E, al igual que complejo B, el cual es necesario para el buen funcionamiento del sistema nervioso y para la producción de glóbulos rojos, antioxidantes que previenen el envejecimiento celular. A continuación se mencionan los tipos de vitaminas que la componen y su utilidad.

- **Vitamina A (beta caroteno):** ayuda a transformar la vitamina A, la cual crea la resistencia a las afecciones respiratorias; ayuda a conservar los tejidos orgánicos, en problemas o enfermedad en los ojos; ayuda al crecimiento de los huesos, encías y dientes; en el tratamiento del acné, el impétigo (infección en la piel), forúnculos y úlceras abiertas, esto cuando es aplicado de manera externa; asimismo, ayuda en tratamientos para enfisema e hipertiroidismo.
- **Vitamina B_1 (tiamina):** necesaria para el crecimiento de los tejidos y producir energía. Esta vitamina es soluble, por lo cual es eliminada diariamente y se debe de consumir de manera periódica. La *tiamina* ayuda al crecimiento, a la digestión, en especial a los carbohidratos; ayuda al corazón y a los músculos; conserva el sistema nervioso; ayuda en el mareo que se produce durante cualquier viaje; disminuye el dolor posoperatorio dental; ayuda al tratamiento de *zoster*, herpes; protege al cuerpo de los mosquitos.
- **Vitamina B_2 (niacina y riboflavina):** acción común de la vitamina B_6 para la formación de la sangre. Esta vitamina es necesaria para mantener la piel sana; ayuda en la respiración de los tejidos; en la reproducción y crecimiento, al igual que el crecimiento del cabello y la piel; ayuda a eliminar el dolor de cabeza, labios y lengua; alivia la fatiga de los ojos y es beneficiosa para la visión.
- **Vitamina B_3 (niacinamida):** regulariza el metabolismo. Esta vitamina interviene en la formación de los músculos y ayuda para que el cuerpo pueda asimilar determinados minerales; mantiene el sistema digestivo saludable; ayuda a prevenir los dolores de cabeza; contribuye a que la piel se vea tersa y saludable; reduce el colesterol y ayuda a eliminar el mal aliento.
- **Vitamina B_6 (piridoxina):** es esencial para la formación de la sangre. Es importante para el metabolismo de los aminoácidos y en la elaboración de la hemoglobina; ayuda a la asimilación de

proteínas y grasas; a prevenir desordenes en el sistema nervioso y en la piel; alivia las náuseas y reduce espasmos musculares, adormecimiento en las manos y es un diurético natural.

- **Vitamina B_9 (ácido fólico, vitamina M):** favorece la formación de la sangre; el ácido fólico actúa facilitando la acción de otras vitaminas; la deficiencia del ácido fólico inhibe el crecimiento de ciertas células y es necesario para el metabolismo de los aminoácidos; mejora la lactancia; protege de parásitos intestinales; ayuda a tener una piel saludable; es analgésico contra el dolor; demora la salida de las canas en el cabello cuando se utiliza con el ácido pantoténico; es útil en el tratamiento de la anemia.
- **Vitamina B_{12} (cianocobalamina):** factor energético para las funciones nutritivas del cuerpo.
- **Vitamina C (ácido ascórbico):** asociada con la vitamina E, combate la infección, favorece la cicatrización y mantiene la salud de la piel. Es importante para la producción de colágeno, que es importante para los músculos del cuerpo y necesario para la asimilación de otras sustancias. Acelera la curación después de las cirugías y disminuye el colesterol en la sangre.
- **Vitamina E (tocoferol):** favorece la cicatrización y mantiene la piel saludable. En muchos años se ha despertado el interés por sus cualidades antioxidantes y por su capacidad de regenerar y rejuvenecer los tejidos cutáneos con quemaduras y heridas; aporta oxígeno para que las células se vean jóvenes y se conserven así; protege a los pulmones del aire contaminado. Al trabajar en conjunto con la vitamina A, previene y disuelve coágulos de la sangre. Si la sábila se aplica de manera externa acelera la cicatrización en zonas quemadas, trabaja como diurético y puede hacer bajar la presión arterial, además de ayudar a prevenir el aborto.
- **Colina (vitamina complejo B):** favorece el metabolismo, ayuda a evitar que la grasa se acumule excesivamente en el cuerpo y estimula la memoria.

Minerales

El acíbar tiene 10 de estas sustancias, las cuales son importantes para el funcionamiento de la piel y del organismo en general; destacan por su presencia: cobre, cromo, calcio, magnesio, hierro, potasio, manganeso, germanio, zinc y sodio; los cuales son imprescindibles en el proceso fisiológico de la sábila. El *aloe vera* tiene más de 20 minerales, los cuales son fundamentales para el hombre.

- **Calcio:** crecimiento óseo asociado con el fósforo. Es importante en la formación de los huesos, los dientes y en la prevención de la osteoporosis, y embarazos; es importante para la contracción muscular, para los nervios, y tiene una acción antialérgica, regularizando la permeabilidad celular, que está aumentada en los casos de alergia. Para absorción del calcio es antialérgica, para los ejercicios periódicos o caminar con disposición. Las diferencias de calcio se manifiestan con palpitaciones, insomnio, calambres musculares, nerviosismo, estremecimientos, caída de los dientes, osteoporosis, enfermedades periodentales, hipertensión (presión alta), acumulación de metales pesados como el plomo y el estroncio. Las enfermedades causadas por falta de calcio son: raquitismo, osteomalacia y osteoporosis.
- **Fósforo:** crecimiento óseo asociado con el calcio. El fósforo proporciona energía y vigor, ayuda a revitalizar la grasa y los almidones, disminuye el dolor causado por la artritis y previene el buen funcionamiento de los dientes.
- **Hierro:** ayuda a la hemoglobina y a la fijación del oxígeno. Es necesario para la producción de la hemoglobina, ciertas enzimas o *mioglobina*; la hemoglobina es el componente rojo de la sangre, es el que transporta el alimento y oxigena a todas las células del cuerpo, las dos deficiencias en la mujer: el hierro y el calcio. Sólo el 8% del hierro que se ingiere es absorbido y entra en la corriente sanguínea; la mujer pierde en un mes el doble de hierro que el hombre. Este mineral reduce la fatiga, ayuda al crecimiento, cura y previene la anemia.

El sodio, el potasio y el cloro son los principales electrolitos del cuerpo y están estrechamente relacionados entre sí; el equilibrio del sodio y el potasio es importante. Se mantiene, pues solemos ingerir grandes cantidades de sodio e insuficiente potasio; en los cristales puros de sábila los tres se encuentran en forma equilibrada y orgánica, fácilmente asimilables en el organismo.

- **Sodio:** tonifica la piel y le da más brillo al cabello, además de combatir infecciones bacterianas.
- **Potasio (sorbato de potasio):** ayuda a mantener la lucidez de la mente, a la reducción de la presión arterial, alergias; los fumadores, los que comen dulce y los diabéticos pierden mucho potasio.
- **Cloro:** el cloro regula el balance ácido de la sangre. Ayuda a la digestión y lo mantiene flexible; por deficiencia de cloro se pierde el cabello y los dientes.
- **Manganeso:** está asociado con el magnesio, mantiene el buen funcionamiento de los músculos y del sistema nervioso y está en cantidades demasiado pequeñas; ayuda en el metabolismo de la glucosa y en la formación de los huesos. La falta de manganeso ocasiona infertilidad, falta de crecimiento, problemas nerviosos; por el contrario, en cantidades idóneas elimina la fatiga, ayuda a relajar los músculos y mejora la memoria.
- **Magnesio:** ayuda a mantener el funcionamiento del sistema nervioso y los músculos. El cuerpo humano contiene entre 20 a 30 mg de magnesio; su presencia es importante para la combustión celular, en la transmisión del código genético para la formación de nuevas células, embarazos, lactancia, fijación del calcio en los huesos, en la contracción de los músculos, para un buen funcionamiento neuromuscular; asimismo, combate la depresión, previene que se formen depósitos de calcio en la vesícula y riñones. Si se tiene deficiencia de magnesio, estos son los síntomas: se presenta irritabilidad, insomnio, fatiga crónica, depresión de potasio, (por el paciente que toma diuréticos), daños cardiovasculares, colesterol alto, alteración en el sistema cardiaco, poco crecimiento, falta de apetito, convulsiones, crisis emocionales, depresiones y dilatación en los vasos sanguíneos.
- **Cobre:** es necesario para convertir el hierro y produce el *ácido aminotiroxina*, que trabaja como factor de pigmentación en la piel y en el cabello; es esencial para muchas enzimas, entre ellas las que ayudan a producir diversas hormonas.
- **Cromo:** favorece la actividad de las enzimas de los ácidos grasos y cumple un importante papel en el metabolismo de estos, de la glucosa y el colesterol; se ha demostrado que la carencia del cromo está relacionada con la insuficiencia de la insulina, trastorno

que el adulto degenera en diabetes; ayuda en el crecimiento y previene la presión baja.

- **Zinc:** estimula la actividad de las proteínas en la cicatrización. Forma parte de muchas enzimas esenciales que controlan un gran número de procesos corporales, que son necesarios para la síntesis de las proteínas. Ayuda en la contracción muscular y en la formación de la insulina. Es importante para la estabilidad sanguínea, el mantenimiento de los ácidos y del balance alcalino. Un exceso de sudor puede causar una pérdida de zinc, dando como resultado la anemia; en los hombres, puede producir hipertrofia de próstata, que en muchos casos termina en cáncer de próstata. Las estrías en el abdomen de la mujer aparecen como consecuencia de una baja de este mineral; las manchas blancas que aparecen en las uñas son también por deficiencia de zinc. Este mineral ayuda a acelerar la cicatrización de las heridas, quita las manchas blancas en las uñas, contribuye en el tratamiento de la infertilidad y en problemas de próstata.
- **Mono y polisacáridos:** son carbohidratos como la *lignina*, *glucomannan* y celulosa, cuya función es limpiar la piel, penetran en las capas y eliminan las bacterias y depósitos grasos que dificultan el funcionamiento de los poros.

- Celulosa.
- Glucosa.
- Manosa.
- Aldonentosa.
- Ácido urónico (Hexo).
- Lipasa.
- Aliinasa.
- L-ramnosa.
- Carrisyn.
- Aloína: tiene el poder purgante y calmante de dolor.
- Barbaloína: (glucósido barbaloico) antibiótico.
- Isobarbaloína:_analgésica y antibiótica.
- Antranol.
- Antraceno.
- Ácido aloético: antibiótico.

- Emodina de aloe: laxante y bactericida. A través de reacciones orgánicas generan ácido salicílico, que funciona como analgésico y antifebril (reduce la fiebre) por la emodina, la cual puede utilizarse como purgante, parecido a las hojas de *sen*, ruibardo, etcétera; siempre y cuando las dosis sean elevadas (0.20 g).

- Ácido cinámico: detergente, fungicida, es analgésico. Descompone tejidos muertos.

- Éter de ácido cinámico: calmante. Descompone los tejidos muertos.

- Aceite etéreo: anestésico y analgésico sin la toxicidad.

- Ácido crisofánico: fungicida (hongos en la piel), es un derivado de la emodina del aloe.

- Aloe ulcino: inhibición de las secreciones gástricas por la reacción con la histamina.

- Resistanol: posee propiedades bactericidas.

- Algunas hormonas, como las *auxinas*, tienen propiedades que ayudan en la curación de las heridas.

Aminoácidos esenciales

Los aminoácidos son proteínas que producen energía, regularizan el equilibrio químico e intervienen en la regeneración de los tejidos. El cuerpo humano tiene 22 aminoácidos, de los cuales ocho son esenciales. La sábila tiene siete de estos ocho aminoácidos. Actúan como catalizadores que regularizan el equilibrio químico e intervienen en los tejidos.

Aminoácidos esenciales:

- Isoleucin actúancina.
- Lisina.
- Metionina.
- Fenilalanina.
- Teonina.
- Valina.

Aminoácidos secundarios:

- Ácido aspártico.

- Ácido glutámico.
- Alanina.
- Arginina.
- ½ cistina.
- Glicina.
- Histifina.
- Hidroxiprolina.
- Prolina.
- Serina.
- Tirosina.

Las *ligninas* y *saponinas* penetran fácilmente en la piel, aunque sus propiedades medicinales se desconocen. Las *saponinas* tienen la cualidad de antiséptico. La sábila contiene *glucósidos*, es un grupo de sustancias con la consistencia de jabón, cuya acción es limpiar y servir de antiséptico.

En numerosas investigaciones acerca de las propiedades de la sábila, se ha observado que ésta es una planta difícil de analizar. Así, uno de los primeros elementos encontrados es la *aloína*, sustancia importante para la sábila.

La sábila contiene 160 elementos, en los cuales se encuentran *monosacáridos* y *polisacáridos*, más de 20 minerales (magnesio, calcio, cobre, hierro, sodio, potasio, zinc, etcétera) enzimas (*amilasa*, *oxidasa*, *catalasa*, *lipasa*), de 18 a 22 aminoácidos que se hayan presentes en el cuerpo humano y siete de los ocho que se consideran esenciales, vitaminas del grupo B (B_1, B_2, B_3, B_6) las cuales mejoran la apariencia de la piel y el sistema nervioso.

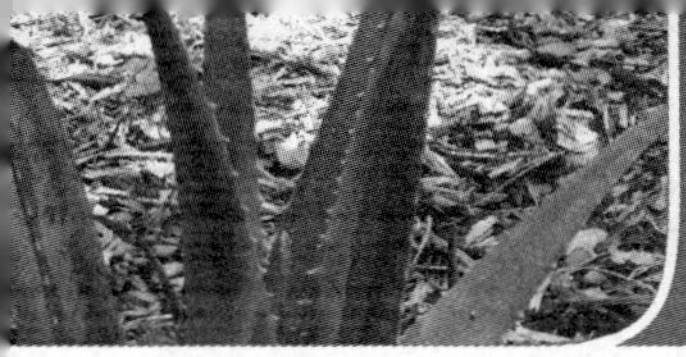

Beneficios de la sábila

La sábila tiene la propiedad de regenerar sus propias hojas, y este beneficio permite que tenga beneficios curativos y nutricionales.

- **Curativos:** refuerza el sistema inmunitario ya que contiene *acemanano*, el cual es un polisacárido que actúa sobre los glóbulos blancos que destruyen las bacterias.
- **Cicatrizante:** regenera las células, es eficaz en todas las heridas, como las externas (en la piel) o internas (como las úlceras estomacales, por ejemplo); esto se comprobó en los pacientes con quemaduras en Hiroshima y Nagasaki, ya que por medio de cataplasmas de *aloe vera* se obtuvieron beneficios curativos.
- **Rejuvenecedor:** la sábila aumenta la producción de las células fibroplásticas, las cuales están en la dermis y son las responsables de la formación del *colágeno*; aporta proteínas para la piel, lo cual hace que sea más suave y flexible. El aceleramiento del *colágeno* detiene la formación de nuevas arrugas en la piel.
- **Antiinflamatorio:** la sábila contiene *ácido acetilsalicílico*, que ayuda a reducir la inflamación y el dolor de procesos como el artrítico o reumatoide, las contusiones y las *tendinitis*.
- **Coagulante:** la planta contiene calcio, potasio y celulosa, lo que crea una red de fibras que aseguran las palanquetas de la sangre, lo cual ayuda a la cicatrización y coagulación.

Nutricionales

La sábila tiene más de 80 componentes nutricionales como aminoácidos, vitaminas y minerales, por lo que juega un papel importante como suplemento nutricional, al cual se puede recurrir de una manera preventiva.

En China, la sábila se cocina rebozada, los primeros productos que se comercializaron con la sábila fue el yogur. Con el gel de la sábila se preparan jugos e infusiones. Con estos, aún con poca cantidad, se puede ver la gran cantidad de beneficios y resultados, sólo que no hay que excederse de las cantidades recomendadas, por lo que es preciso consultar a un especialista en medicina natural o alternativa.

Aplicaciones

La sábila en la piel tiene una gran cantidad de beneficios, es un gran limpiador que elimina las toxinas y las impurezas, además desinfecta, rehidrata y devuelve a la piel los líquidos perdidos; regenera y repara los tejidos y las células; es un buen antiinflamatorio; mejora la circulación sanguínea; elimina el acné (los granitos), cicatrices y manchas.

La sábila puede utilizarse después de tomar el sol, ya que hidrata la piel. También es excelente para el cabello graso, para regenerar las puntas del cabello seco o con orzuela; para los dientes es un buen gel dentífrico, ya que mejora la higiene bucal, evita las caries y es excelente para las encías inflamadas. Para el estómago e intestino, el jugo de la sábila es eficaz para combatir la inflamación del intestino, ya que regula y equilibra; su función regula la acidez del estómago.

En el caso de la gripe, la meningitis y la hepatitis, la sábila se encarga de regular el sistema inmunológico y ayuda a prevenir enfermedades causadas por virus o bacterias. Para las articulaciones y músculos, numerosos estudios demuestran que esta planta ayuda a prevenir la artritis y reduce la inflamación de las articulaciones.

Las propiedades de la sábila son tan durables como la flor de un día. Después de tres o cuatro horas de haber cortado la penca de la sábila, el poder curativo de su gelatinoso cristal se esfuma por completo. Sólo los procedimientos industriales garantizan la vigencia de las propiedades cosméticas y terapéuticas de la planta.

Advertencias

La sábila es una planta muy usada en la medicina, y se debe de hacer la advertencia en su uso, ya que se pueden cometer errores que tengan consecuencias en el paciente.

- No la deben consumir personas con problemas en el colon. El exceso del consumo de la sábila puede crear reacciones alérgicas en la piel o reducir la visibilidad.
- Cuando la sábila se aplica de manera externa (gel) en la piel, acelera la curación de quemaduras y heridas leves. En el caso de una herida

profunda o una quemadura muy grave, puede ser contraproducente y convertirse el proceso más lento de sanación; en este caso, es conveniente esperar unos días para así poder aplicar la sábila.

- El jugo de la sábila está contraindicado en la menstruación y afecciones crónicas de la matriz, disentería, daños, renasábilaenopausia, prostatitis y cistitis. Este jugo tampoco debe ser consumido por personas que padecen gastritis, colon irritable, enfermedad de Crohn, hemorroides, reflujo gastroesofágico, colitis ulcerativa, apendicitis o cualquier dolor que sea abdominal y cuya causa sea desconocida.
- El uso de la sábila en forma de laxante debe limitarse a no más de dos semanas seguidas, ya que con su uso constante el intestino se vuelve flojo y crea dependencia. Su utilización no es recomendable en niños menores de doce años. El uso excesivo de la sábila ocasiona pérdida de electrolitos y puede bajar el potasio.
- En algunos casos se puede presentar alergia al acíbar.
- No debe combinarse con esteroides o diuréticos, ya que esto podría traer como consecuencia una baja de electrolitos, lo cual podría ser peligroso.
- Si padece de estreñimiento, lo más recomendable es checar su dieta, incrementar el consumo de fibra y aumentar la cantidad de agua que se bebe, además de consultar a un médico alópata o uno naturista.
- En dosis elevadas a 8 g es tóxico; cuando se usa de manera prolongada y en grandes dosis, actúa como purgante excesivo, produce diarrea, cólicos, hipotermia y debilidad general.
- Puede producir diarrea hemorrágica, y la *aloína* puede ser irritante en la piel si se utiliza en grandes concentraciones.
- La sábila puede usarse todos los días, ingerida en un preparado o sobre la piel, como si fuera una crema para untar, con un pedazo de hoja; si se aplica en la piel no hay problema, y si se ingiere sólo hay que tener cuidado con la dosis, aunque lo mejor es consultar a un especialista.
- No ingerir una dosis superior a los 0.5 g diarios, ya que en algunas personas puede producir cólicos gastrointestinales.
- La *aloína* es un componente de la sábila, la cual tiene un efecto purgante que provoca diarreas y hasta es posible perder la flora intestinal a largo plazo. El uso de la sábila no es aconsejable en mujeres embarazadas y durante la menstruación, pues la *aloína* puede provocar contracciones musculares uterinas y congestión en los órganos pélvicos.
- No utilizar en caso de tener hemorroides, ya que éstas pueden sangrar.

- No se debe aplicar a los niños; si se hace debe ser bajo la supervisión de un especialista en medicina natural.
- Si se tiene que hacer un tratamiento largo y por vía interna, se recomienda suspender después de un mes de consumir la sábila (pulpa) y dejar de tomarla durante una semana para que el cuerpo asimile sus propiedades.
- La sábila no es compatible con todas las plantas. Si quiere preparar algún remedio natural hecho con ella, es importante saber que no es compatible con la tormentilla y con el nogal.
- No se deben mezclar los distintos tipos de aloe, ya que se corre el riesgo de polinizar unas plantas con otras, creando otro tipo de sábilas que pueden desvirtuar las características del aloe.
- La sábila puede crear reacciones alérgicas en personas que sean sensibles a alimentos como el ajo, la cebolla, etcétera.
- Si usted está consumiendo la sábila como laxante, se recomienda comer jitomate y plátano, que son alimentos ricos en potasio, además de beber mucha agua.
- Si toma algún diurético y consume jugo de sábila, se debe tener cuidado por la pérdida de potasio, ya que puede aumentar la pérdida de electrolitos.
- Si utiliza la sábila de manera regular, si se dedica a cultivarla, procesarla, venderla, tiene muchas propiedades al igual que limitaciones. Es muy común que en Estados Unidos no manifiesten cuáles son sus cualidades curativas; suelen relatar alguna cura como milagro que les ocurrió a ellos, o a algún familiar o amigo cercano. Aunque esta cura sea real, no significa que se repita nuevamente, sus efectos curativos pueden variar y también depende del producto o la hoja utilizada.

Si compra gel de sábila para uso interno, investigue cuál es el contenido de *polisacáridos mucilaginosos* (se puede identificar como *mucopolisacaridos* o MPS), si en la etiqueta del producto no trae este componente no lo compre, busque otro producto que tenga al menos 12 g de *polisacáridos* por litro. La cantidad para personas sanas es de 1.2 g de *polisacáridos* al día. Para los enfermos es recomendable que consuman al menos 3 g. diarios de polisacáridos de la sábila, o debe ingerir más si su enfermedad es grave.

Alergias

La prueba para saber si una persona es alérgica a la sábila es la siguiente: debe colocar una gota del jugo de la sábila en su mano y si después de un rato hay picazón o tiende a enrojecerse, esto indica que sí es alérgico a la sábila y lo mejor es no consumirla. Se han detectado casos de muerte debido a unas inyecciones de sábila bajo circunstancias extrañas. No se recomienda el uso de estas inyecciones por seguridad.

En un artículo escrito por los doctores Strick, Morrow y Rapoport se reporta que el 1% de la población suele ser alérgica a la sábila o *aloe vera*, lo que es una proporción baja si se compara con algunos medicamentos o incluso alimentos más comunes. Por ello, si estás en ese 1% se recomienda hacer la prueba de alergia.

También se puede presentar alergia a los sulfitos: si se es alérgico a los sulfitos lo más recomendable es abstenerse de tomar el jugo o gel del *aloe vera* o sábila comercial, pues varias marcas lo utilizan como conservador y no está indicado en la etiqueta.

En caso de enfermedad grave, es muy importante que el paciente **no suspenda tratamiento alguno** (alópata) por iniciativa propia para probar con sábila; si usted cree que la sábila podría ayudarle, consulte antes a su médico y exponga las razones por las cuales piensa que la sábila es el complemento a su tratamiento actual (a menos que sea alérgico); la medicina natural es **alternativa** con la alópata. Aunque esto **no** implica que el paciente suspenda bajo ningún motivo su tratamiento.

Recomendaciones

- Para saber si el producto de sábila es de calidad, basta con fijarse en la etiqueta, la cual debe certificar que es un producto de aloe 100% puro, con dosis alta, de lo contrario no tendría propiedades. Otra garantía es que exista un sello de la International Aloe Science Council en el que los envasadores cumplan con el requisito y con las normas de utilizar el 100% de sábila. Este certificado es una garantía para el consumidor, de que se trata de un buen producto y es confiable.
- Si quieres tener una sábila en casa es recomendable que no haya sido fumigada, ni que esté en contacto con otros productos químicos, de lo contrario puede provocar alergias o una reacción en

la piel, aunque hay sitios donde éstas ya están preparadas para que se puedan llevar a casa.

- La sábila no requiere de muchos cuidados, esta planta se adapta fácilmente.
- La planta de sábila debe pertenecer a la del tipo denominada *barbadensis vulgaris*.
- Las hojas o pencas de sábila que van a ser procesadas deberán tener tres años de edad como mínimo.
- Las hojas para realizar su proceso deberán extraerse tres días después del riego de la planta o cinco días después de que haya sido expuesta a la lluvia.
- Para la limpieza de las hojas o pencas se debe utilizar un trapo seco para retirar los restos de la tierra de la planta.
- Se debe realizar la prueba de alergia: frotar la mano con un trozo de hoja de la sábila y esperar unos minutos. Si la zona frotada se inflama, enrojece o siente picazón, la persona no es recomendable para el uso de la sábila, y lo más aconsejable es que acuda a un médico naturista.
- No es recomendable utilizar hojas de sábila de rutas transitables, o de zonas transitadas, ni de sitios donde se fuma.
- Si la persona es diabética y desea ingerir la sábila y está preparada con miel, puede sustituirla con jugo de frutas o verduras.
- Crece, se reproduce fácilmente, su gel es bueno y eficaz, y sus propiedades curativas.
- Se recomienda cortar la planta por la mañana; sin embargo, hay opiniones donde se comenta que es mejor cortarla a medio día, debido a los principios activos de la planta y en la noche se concentran en la zona baja, lo que disminuye sus propiedades terapéuticas. Se recomienda consumirla en dosis pequeñas, ya que el abuso de la sábila puede causar daños renales y espasmos dolorosos.
- Se recomienda utilizar la sábila en casos con exceso de grasa y alternar su uso con algún aceite o crema hidratante.
- En uso externo, no se han encontrado reacciones adversas ni alérgicas; es raro que estos ocurran. En uso interno no se conocen casos adversos.

Uso externo

Se ha visto que los efectos son mucho más rápidos, y más cuando se aplica el trozo de la hoja de la sábila sobre la zona a tratar, la pulpa en contacto con la piel y sin tener que desprenderla de la corteza. Para fijar la pulpa puede colocarse una venda.

Se puede extraer sólo la pulpa con una cucharada, machacándola o moliéndola para facilitar la aplicación. Se ha demostrado que la sábila penetra en la piel más rápido que el agua; es muy importante que antes de aplicar la sábila se lave de manera cuidadosa la zona de piel que se va a curar, sobre todo en quemaduras y heridas, de lo contrario podría introducirse alguna bacteria o microbio que se pueden acumular en la piel. Las aplicaciones de la pulpa sobre la piel se podrían repetir cada hora, lavando la piel antes de cada aplicación.

En ocasiones, la pulpa del aloe puede resecar la piel, lo cual es contraproducente en ciertas enfermedades de la piel; para solucionar este problema, se recomienda mezclar un poco de miel, aceite de oliva o aceite de almendras. Para uso externo se asa la hoja o penca de sábila, y debe pasarse por el calor antes de su aplicación. Una de las formas más comunes para el uso de esta planta es mediante el uso de cremas, de gel o por administración vía oral, por lo general en forma de jarabe o zumo. Se utiliza en tratamientos de *psoriasis*, *edemas*, hongos, quemaduras, acné, etcétera. A veces, puede provocar una irritación ligera en la piel.

La sábila puede utilizarse en forma de pulpa fresca en casos de insolación, quemaduras, irradiación y heridas diversas. Además es un buen desinfectante y hemostático, ya que reduce el sangrado y ayuda a la coagulación. Así como también en quemaduras químicas, quemaduras térmicas, provocadas por el sol, por fricción, contra los rayos UV, por rayos X y otras radiaciones; en picaduras de insectos, reacciones alérgicas a nivel local, manchas en labios, *seborrea*, dermatitis, *psoriasis*, urticaria, herpes *zoster*, llagas en la piel por permanecer largo tiempo en la cama, abscesos, úlceras crónicas, contusiones, acné, fibroma, mal olor corporal, aftas en la boca, herpes simple, oral y labial, gingivitis y otras enfermedades en las encías;

elimina el sarro y la placa bacteriana dental, infecciones por estafilococo, conjuntivitis, úlceras en la cornea, hongos cataratas, prurito (picazón) anal y vulvar, hemorroides, infecciones vaginales, úlceras venéreas, calambres musculares, tendinitis, esguinces, bursitis, caída del cabello, etcétera.

Los productos derivados para su aplicación vía externa se presentan en aloe en gel, loción hidratante de sábila, crema de sábila con propóleos, champú de sábila con aceite de jojoba, loción solar de sábila, etcétera.

Uso interno

Aunque el sabor es amargo, para algunas personas resulta repugnante, y si se tiene dificultad para ingerir la pulpa de la sábila, además de tener una sensación de que esté babosa en la boca, no debe de preocuparte, ya que esta sensación sólo dura un par de minutos. Un remedio para evitar esta sensación y aprovechar la sábila, es licuar la pulpa con cualquier jugo de frutas y miel. Este uso interno es recomendable para aliviar síntomas de úlceras, psoriasis, osteoporosis, diabetes, etcétera.

En la sábila está contenida la *aloína*, cuyo sabor amargo y sus efectos purgantes hacen que su uso interno no sea el más aconsejable, si no es supervisada por un médico. El uso interno de la sábila no debe durar por más de un mes.

La planta de sábila ha sido utilizada en las civilizaciones de África, Medio Oriente y Europa desde hace miles de años. En México, la sábila se conoce desde menos de 500 años, y existen diversos usos de esta planta; de los principales es el uso medicinal y en la cosmetología; se usa en trozos asados o licuados, la sábila no debe de estar procesada.

El gel de la sábila o acíbar se obtiene de la hoja fresca; son diferentes productos desde un punto de vista químico, como medicamento o de uso terapéutico, para el cuidado capilar y facial en forma directa. Otro de sus usos es en la protección a la planta de los insectos y para las mascotas.

En este tipo de usos se utilizan las hojas frescas de la sábila. Se han realizado investigaciones médicas para la utilización de la sábila en el tratamientos de diferentes enfermedades, como son los tumores, para las quemaduras, para inhibir la artritis, enfermedades en la piel como escoriasis y dermatitis, etcétera.

Otros de los usos de esta planta, según ciertas creencias, es colocarla en el marco de las puertas de las casas cuando son nuevas como símbolo de protección, o incluso en el negocio para atraer prosperidad. Además de utilizar la sábila de manera directa y de su gel o acíbar en la curación para diversas enfermedades, la sábila debe ser sometida a diferentes procesos industriales, lo cual ha incrementado su demanda y ampliado su uso.

Las propiedades de la sábila hacen el sustituto de los productos enzimáticas en la industria farmacéutica, el acíbar funciona como catalizador de las células vivas, ya que influye en reacciones metabólicas de los tejidos proteicos, lo cual se debe a la acción de las enzimas, que permite disminuir la energía de activación, por lo que su reacción es en menor tiempo.

Actúa contra dolores de cabeza, insomnio, anorexia, desórdenes estomacales, gastritis, úlcera péptica y duodenal, cirrosis, hepatitis, colitis, infecciones de los riñones, del tracto urinario, prostatitis, fístulas, quistes inflamados, diabetes, presión sanguínea, artiosclerosis, asmas, catarros, bronquitis, reumatismo y artritis. Elimina diferentes tipos de parásitos, ayuda a corregir la infertilidad funcional causada por amenorrea por ciclos anovulatorios, y revierte el equilibrio originado por excesiva ingestión de azúcar o ácidos. Los productos derivados de sábila para su aplicación son: zumo y pulpa de sábila.

Usos comestibles: la sábila se puede usar en trozos, picada o en polvo; se prepara retirando la piel y las capas pegadas a ella, que le dan un gusto amargo. Aporta un sabor muy refrescante a las ensaladas, en los tomates rellenos, en las tortillas, al acompañar la carne de puerco, con la ternera, con el pescado, con el pollo. Es una planta que se utiliza para preparar vinos y licores curativos, y se le puede agregar a ciertas bebidas.

Uso en cosmetología y perfumería: se aprovechan sus propiedades emolientes, desinfectantes, hidratantes, humectantes, así como los *glucósidos*, *sapogéninas* y *polisacáridos* para la preparación de cremas faciales, lociones para uso dermatológico, champú tonificante, jabones, filtros solares, etcétera. Otra manera de utilizar la sábila es al lavar el cabello con una tintura hecha de sábila, la cual evita la alopecia, los piojos, la seborrea. La *aloína* revitaliza y da suavidad al cabello, haciendo que sea más flexible, dócil y resistente.

Las pomadas son eficaces para los labios partidos por la resequedad, también pueden usarse como fotoprotectores contra quemaduras solares. Evita las estrías en el abdomen y en los senos después del parto, alivia los dolores posparto (episiotomía), y facilita la recuperación del anillo vulvar. Regenera las células de la piel después del afeitado o depilación, evita erupciones en la piel, granos, el enrojecimiento y cierra los poros dilatados, además de reducir y absorber el olor corporal, funcionando como un buen desodorante. En las industrias farmacéutica y cosmética, la sábila se ha convertido en un ingrediente activo e importante en una gran cantidad de productos que protegen, embellecen y nutren distintas áreas del cuerpo:

- Se utiliza el jugo o el gel para suavizar la piel, volverla más elástica, resistente y protegida; es útil para las picaduras de insectos y en las quemaduras.
- Protectores solares: varios de los cuales están elaborados con sábila, ya que protege de las quemaduras del sol y de los rayos ultravioleta o UV, a la ves que previene el envejecimiento y la resequedad.
- Champú y enjuague para el cabello: la sábila ayuda a mantener sano el cuero cabelludo, restaurando su equilibrio celular y regulando la producción de grasa; forma una película sobre el cabello y lo protege de la contaminación, rayos UV y suciedad.
- Tratamientos capilares: algunos productos son utilizados para nutrir y aumentar la profundidad, controlar la caspa y el exceso de grasa.
- Cremas antienvejecimiento: la sábila cuenta con un alto poder limpiador y nutritivo, que se emplea para nutrir a profundidad y humectar, así como aportan antioxidantes, ayudando a que la piel recupere elasticidad y suavidad, favoreciendo la disminución de arrugas y manchas en zonas del cuerpo como cuello, rostro y manos.
- Lociones y cremas para el cuerpo: estos productos regeneran los tejidos y los hidratan al tener poca cantidad de sábila, y trabajan sólo como preventivos, no como curativos.
- Crema antiestrias: junto con otras sustancias, la sábila ayuda a regenerar, desinflamar, hidratar y suavizar la piel, lo cual previene la aparición de estrías; en caso de que éstas ya existan, las líneas rosadas y blanquecinas se reducen de manera notable; también ayuda en la cicatrización.
- Tratamientos para el acné: existen hidratantes para el cutis graso, o con espinillas o barros, que los extractos de esta planta logran una limpieza profunda en los poros e impiden la acumulación de células muertas.

- Gel para el masaje: proporciona un agradable calor en el cuerpo y está formulado para llegar rápidamente a las capas profundas de la piel, las cuales son revitalizadas.
- *After shave* o espuma para rasurar: para la piel masculina resultan excelentes las propiedades de esta planta, favoreciendo con un rápido alivio a la irritación y pequeñas cortadas que se producen por el uso del rastrillo.
- Protector labial: se utiliza en los labios resecos y partidos gracias a su alto valor nutritivo y humectante, además de que sirve para prevenir este problema.

Se puede ver la cantidad de beneficios que aporta la sábila para nuestra salud y belleza; hay que tomar en cuenta que rara vez que ésta provoca alergia, y si llega a tener problemas de alergia suspenda y consulte a su médico.

Aplicaciones medicinales

La sábila o *aloe vera* es un increíble antimicrobiano y antitóxico. Es antiagente y anticoagulante, es un excelente estimulante del crecimiento celular. El zumo de la sábila diluido en partes igual es usado en forma de gárgaras de tres a cinco minutos, es un buen remedio para dolores dentales y de las encías, aftas, laringitis, amigdalitis, anginas disfonía (ronquera y cualquier otro problema en la boca o faríngeo). Asimismo, cura heridas de quemaduras y cortadas, regenera los tejidos, cicatriza y restaura la sensibilidad en el problema a tratar.

Alivia el dolor en esguinces, golpes, dolor muscular, luxaciones, dolores reumáticos, dolor provocado por artritis, pies cansados, cura las heridas (cortadas), herpes, tiña, infecciones por estafilococo y otras provocadas por bacterias internas, como colitis, vaginitis, gastroenteritis, enterocolitis (inflamación del intestino delgado), escorbuto, cervitis (inflamación en el cérvix), cólera (enfermedad infecciosa que provoca vómitos, calambres, diarrea y frío en las extremidades, la cual se contagia), disentería (enfermedad infecciosa en la cual se inflama el intestino grueso, y cuyos síntomas son dolor abdominal, fiebre y diarrea), blenorragias (inflamación de la mucosa del aparato urogenital), sífilis y otras enfermedades venéreas, cura las erupciones de la piel de los niños como el sarampión, escarlatina, varicela, etcétera, ya que las propiedades antiinflamatorias de esta planta ayuda a reducir la picazón y evita que se rasquen las erupciones o ampollas.

Esta planta también es de gran ayuda para tratar las verrugas, sabañones (pequeñas erupciones en la piel), *psoriasis* (enfermedad crónica de la piel), *dermatitis seborreica* (enfermedad de la piel que afecta el cuero cabelludo, la cara y el torso), la *erisipela* (enfermedad infecciosa y contagiosa que afecta a la piel y al tejido subcutáneo, en especial de la cara), callos, pie de atleta y la picazón de *Jockey* (que es una infección de hongos en la parte interna superior de los muslos), picaduras de insectos, serpientes, medusas, arañas, escorpiones y de las plantas venenosas. Es muy bueno para la cicatrización del ombligo y de la circuncisión en los bebés; quita el dolor del crecimiento en los dientes, así como en alergias, acidez estomacal, úlceras oculares, hemorroides, problemas en el aparato digestivo, como descongestionamiento del intestino delgado, hígado, estómago, páncreas y riñones.

Es un gran antiviral y es gracias a la sustancia de *polisacárido glucomannan*, sirve para la hepatitis, gripe, meningitis vírica y neumonía vírica. La sábila tiene sustancias derivadas del *polimannactato*, que refuerza el sistema inmunológico y en el caso del sida evita que el virus se extienda en el organismo, ayudando a recuperar la energía en los enfermos. Equilibra la tensión arterial, evita las arritmias cardiacas y disminuye el riesgo de un infarto; la sábila es buena para jaquecas, migrañas, para la gota, el insomnio, en las dietas para la reducción de peso, aporta vitaminas y minerales sin incluir calorías ni azúcar, la halitosos (mal aliento provocado por la ingestión de algunos alimentos o por falta de higiene bucal), elimina los parásitos intestinales, ayuda a regular las menstruaciones. Otras cualidades de esta planta maravillosa es que tonifica el organismo, abre el apetito, es antidiabética, ayuda a la osteoporosis, calma el dolor ocasionado por las varices y las mejora. Elimina totalmente el cáncer de piel aplicando su jugo dos veces durante el día o las veces que sea necesario, siempre y cuando el paciente sea constante. Ayuda a combatir padecimientos vaginales, como tricomas, cándidas e irritaciones vaginales.

Unas gotas de jugo de sábila o *aloe vera* son buenas para el dolor de oídos, mejora las cataratas, el enrojecimiento y cansancio de los ojos, además de otras enfermedades de los mismos.

En el área agronómica, el jugo de la sábila se ha usado como insecticida y repelente para larvas de algunas plantas; otro de sus usos es en el control de enfermedades virales que se alojan en la papa. El jugo de la sábila también sirve para preparar bebidas saludables y refrescantes, por su alto contenido en aminoácidos, proteínas, enzimas, minerales y otras propiedades que son nutritivas, reconstitutivas y tónicas.

El acíbar obtenido por incisión de la penca de la sábila, es de color amarillo y de sabor amargo; este líquido o látex se deja secar para obtener una masa quebradiza, de color marrón rojiza y negro, que tiene forma similar a un barro seco, y se le conoce como acíbar. Es de acción purgante, contiene una sustancia llamada aloemicina, de gran poder antiinflamatorio y analgésico, cuya función es fortificar y activar las células epiteliales, lo cual es bueno para las úlceras gástricas y estomacales. Contiene aminoácidos, los cuales ayudan en la limpieza profunda de la piel. Otra sustancia que tiene la sábila es el germanio, el cual elimina los desechos de las células, la cual revitaliza y reestructura la medula ósea; también estimula la producción de endorfinas, y reactiva el sistema inmunológico.

Las hojas o pencas de la sábila están listas para procesarse cuando pesan 700 g, y miden 60 cm de largo y de ancho en la base 10 cm, el mismo día que es recolectada la sábila o aloe se utiliza para la preparación o proceso.

Pocas son las plantas que reúnen todas las características que tiene la sábila. En los centros de investigación se está trabajando en estudiar a la sábila o *aloe vera*, y ya hay estudios que demuestran las propiedades de la sábila. Tales investigaciones están a cargo del Consejo Científico Internacional del Aloe y el Instituto de Ciencia y Medicina Linux Pauling en California, Estados Unidos, del cual se ha visto todos los beneficios al consumir el *aloe vera*, como en el aparato digestivo. En los estudios que se hicieron, se ha descubierto que al ser consumido diariamente, el jugo de las hojas de la sábila producía en las personas enfermedades como colitis, colon irritable y acidez estomacal.

Estas personas mostraron una gran mejoría al tratamiento establecido, por lo cual cobra gran importancia el jugo del *aloe vera*, además de ser un excelente antiácido en los tratamientos de úlcera y gastritis.

En la Universidad de Chicago se llevó a cabo una serie de estudios, en los cuales se demuestra que la eficiencia de los tratamientos para quemaduras se debe a tres factores:

1. Por la gama antimicrobiana, la cual es muy amplia y esto ayuda a la asepsia en la quemadura, evitando cualquier infección.
2. Los componentes de la planta presentan una estructura similar al ácido acetilsalicílico, compuesto que se utiliza en la aspirina, y que al ser combinado con el magnesio da como resultado un analgésico.
3. Actúa sobre las prostaglandinas, a través de la cual la célula se mantiene íntegra.

Se ha demostrado que si la sábila es aplicada en la superficie de la quemadura, se activa la regeneración de las células al 50%. Otros estudios realizados en Japón confirmaron las propiedades regeneradoras y antioxidantes del aloe (con las explosiones de Nagasaki e Hiroshima), lo cual no dejó cicatriz en los pacientes. En Estados Unidos se hicieron pruebas con sábila en pacientes cuya piel estaba irradiada, y se obtuvieron resultados excelentes.

En unos estudios llevados a cabo en la Universidad de Baylor, en Estados Unidos, se demostró que la sábila destruye la caries de los dientes. La NASA utiliza la sábila ya que absorbe 90% de la toxicidad de sustancias como PVC, barnices, pinturas, la radiación de las computadoras y de otros aparatos electrónicos, como las televisiones.

Otro de los usos de la sábila es ponerle un listón rojo para invocar al amor, y un lazo de color verde cuando se invoca a la suerte; también se cuelga de la raíz detrás de las puertas de las entradas de las casas para protegerlas. Otro uso es en rituales por su gran poder energético, incluso se le compara con el poder del diamante en el mundo mineral. En su sentido místico se le atribuye el poder para purificar el alma.

A la sábila se le adjudican poderes divinos, por lo que es utilizada en Semana Santa, en el día de San Juan y en otros actos con fines curativos no sólo del cuerpo, sino también del espíritu. Se dice que hay que sembrar la sábila y recogerla en la Semana Santa. La sábila se pone atrás de la puerta, y se lleva a los altares para potencializar su valor medicinal. En las puertas de la iglesia la sábila estuvo al alcance de todos los devotos, para dejar la constancia de su devoción.

También en el día de San Juan hay que sembrar dos plantas de sábila, bautizarlas con los nombres de Juan y Juana y ponerlas al frente de la casa en las dos esquinas. Antes de cortar la sábila se riega para bautizarla y se debe de pedir permiso a la misma para cortarla; para muchas personas, esto es un símbolo de reencarnación: se arranca de la tierra y se vive en las alturas.

Se dice que al tener la sábila en la casa y según la tradición cuando un envidioso entra al hogar, la sangre de sus hojas se seca en la planta, por el choque de la mala energía que trae esta persona. Una antigua creencia de los abuelos es colocar la sábila en la entrada al lado izquierdo de la casa, para que se conserve sana y a los dueños de la casa no les falte el dinero y no sufran por falta del mismo.

La corteza seca y molida de la sábila es utilizada para hacer incienso o sahumerios. La sábila sirve para blanquear, lavar y desmanchar ropa, sólo se deben licuar los cristales de la sábila, se agrega el agua en la cubeta donde se va a remojar la ropa y se continúa con el procedimiento normal.

Otro beneficio de tener la sábila en casa es que purifica el interior de la misma de impurezas químicas presentes en el aire, como productos químicos para el hogar, el cigarro, el olor de la pintura, productos para la construcción y muebles.

El Feng Shui considera que todas las plantas que tienen espinas son consideradas un Chi cortante y no deben estar dentro de la casa; pero si se utilizan como protección, entonces deben ser colocadas en la entrada de la casa y en el rincón izquierdo viendo la casa de frente, a lo mejor en el patio, terraza, que esté al aire libre en la puerta que da a la calle y en ventanas que dan hacia los transformadores de la luz, donde haya cables y antenas grandes, ya que la sábila altera el flujo de energía.

La antigua Unión Soviética fue uno de los principales países que realizaron estudios acerca de las propiedades de la sábila, en el Instituto de Sustancias Biológicamente Activas de Vladivostok. En Estados Unidos, los Laboratorios Carrintong dieron a conocer que los *polisacáridos* de la sábila incrementan la función del sistema inmune.

Muchas de estas investigaciones están apoyadas por los gobiernos de Estados Unidos y Rusia, y son trabajos que se desarrollan en equipo, donde participan médicos, farmacéuticos, botánicos, etnólogos y químicos, por lo que se están buscando mejores opciones en la salud humana. Otros estudios revelaron resultados efectivos con pruebas de laboratorio y experiencias químicas:

Inhibidor del dolor: la planta tiene una notable capacidad de penetración en lo más profundo de la piel, bloqueando e inhibiendo fibras nerviosas periféricas (receptoras del dolor), interrumpiendo de modo reversible a la conducción de los impulsos, reduce el dolor y posee una poderosa fuerza antiinflamatoria.

Antiinflamatorio: su acción es similar a la de los esteroides, parecida a la *cortisona*, pero sin efectos dañinos. Es útil en problemas como la bursitis, lesiones, golpes, artritis, picaduras de insectos, etcétera.

Coagulante: la sábila, al tener entre sus componentes calcio, celulosa y potasio, en las lesiones, crea una especie de red de fibras que aseguran las plaquetas de la sangre y ayudan a la coagulación y cicatrización. El calcio es parte del sistema nervioso, la célula de la coagulación y el potasio de la actividad muscular.

Regenerador celular: posee una hormona que acelera el crecimiento de las células y la formación de las mismas. Al tener calcio, lo cual es vital en la osmosis celular (intercambio de líquidos), ayuda a las células a mantener su equilibrio interno y externo.

Queratolítico: ayuda a que la piel que está dañada de lugar a tejido de células nuevas.

Antibiótico: al tener la capacidad de bactericida y fungicida, elimina las bacterias (hasta bacterias como el estreptococo y la salmonela), evitando su acción dañina y de infección.

Antiasmático: eficaz por su efecto broncodilatador.

Nutritivo y energético: la sábila contiene 19 aminoácidos esenciales para la formación y reestructuración de las proteínas, que es la base de las células y tejidos, contiene minerales como fósforo, calcio, hierro, cobre, manganeso, potasio, magnesio y sodio, todos los elementos necesarios para la actividad celular y el metabolismo, contiene vitamina A (esencial para la piel, la visión y el cabello), vitaminas B_1, B_5, B_6 y B_{12} (que ayudan al sistema central y periférico) y vitamina C (ayuda al sistema inmunológico y da tonalidad a los capilares del sistema circulatorio y cardiovascular).

Digestivo: tiene grandes cantidades de enzimas que ayudan al proceso y a aprovechar las grasas, proteínas y carbohidratos.

Cicatrizante y rehidratante: penetra en las tres capas de la piel y gracias a las *ligninas* y *polisacáridos* repone los líquidos perdidos hidratando, por causa natural como en lesiones externas reparando los tejidos de adentro hacia fuera, en las quemaduras (provocadas por el fuego o el sol), raspaduras, fisuras, etcétera.

El jugo de la sábila tiene una sustancia llamada *acemannan*, la cual se produce en el cuerpo hasta la pubertad. Después de ser absorbida por la alimentación, su presencia aumenta la resistencia inmunológica del organismo ante la presencia de virus, bacterias y parásitos.

Antirreumático: por su capacidad enzimática favorece la digestión completa de nutrientes, evitando la formación de sustancias, las cuales no son digeridas y son las responsables de la reacción antígeno-anticuerpo, lo cual es común en las enfermedades de artritis y reumáticas. El *ácido salicílico* (que tiene la sábila) sirve como analgésico y reduce la inflamación.

Desintoxicante: al tener un elemento ayuda a la eliminación de las toxinas a nivel celular y a nivel general, estimulando las funciones renales y hepáticas necesarias para la desintoxicación de nuestro organismo.

Inmunomodulador: aumenta las defensas en el organismo, además de mejorarlas. Resulta benéfico en casos de alergia.

Tónico y reconstituyente: la sábila, al tener la capacidad de penetrar en la piel, actúa como regeneradora celular, ya que posee una acción queratolítica, lo que sirve de antibiótico, por ser digestiva, desintoxicante, nutritiva, rehidratadora de la piel y se utiliza como complemento en el tratamiento para ayudar a controlar y curar enfermedades y molestias como:

Acné.
Aftas en la boca.
Alergias.
Alopecia.
Anginas, garganta.
Analgésico.
Antiinflamatorio.
Anemia.
Antibiótica.
Antiséptica.
Arterioesclerosis.
Artritis.
Asma.
Cabello: caída del cabello, acondicionador, hidratante y suavizante.
Cáncer.
Calmante.
Cicatrización de heridas.

Cicatrizante.
Circulación.
Coagulante.
Colesterol.
Colitis.
Constipación.
Cosmética en el cabello.
Dermatitis.
Dientes: enjuagues, caries fortalecedora de las encías.
Desinfectante.
Disentería.
Diabetes.
Dolor en general.
Emoliente.
Envejecimiento.
Erupción cutánea.
Esclerosis múltiple.
Estimulador del crecimiento.
Estimulante y regenerador.
Expectorante.
Hemorroides.
Hidratante.
Hipertensión.
Heridas.
Infecciones de la piel.
Infecciones en los intestinos.
Infecciones vaginales.
Inhibidor del dolor muscular.
Insomnio.
Keratosis folicularis.
Laxante.
Manchas.
Ojos.
Oídos.
Osteoporosis.
Pie de atleta.
Picaduras de insectos.
Piel.
Presión alta.
Preventivo.
Problemas digestivos.
Problemas de nariz.
Protección contra rayos U.V.A.
Psoriasis.
Quemaduras.
Regeneración de células.
Reumatismo.
Seborrea.
Sistema inmunitario.
Tónico y reconstituyente.
Torceduras y esguinces.
Tuberculosis.
Úlceras bucales.
Úlceras estomacales.
Úlceras pépticas.
Varicela.
Venas varicosas.
Verrugas y callos.

Por esto y muchas propiedades más, la sábila es conocida como la planta maravilla, además de que está al alcance de todos.

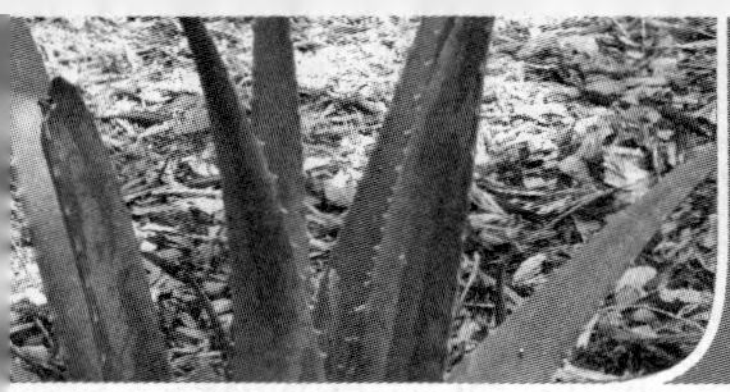

Extracción de la pulpa de la sábila

¿Cómo extraer la pulpa de la penca u hoja de la sábila?

Antes de procesar la sábila se tienen que tomar en cuenta las siguientes características para su recolección:

- De tres a cinco años, que sea una planta adulta.
- Que la planta tenga más de 12 hojas.
- Que las hojas no estén en malas condiciones.
- Que las hojas no estén demasiado delgadas.

Para obtener el extracto de la penca, es necesario escoger las encas o las hojas más grandes, procurando a la hora de hacer el corte no dañar a las hojas más chicas, se debe hacer un corte trasversal, ya que en las hojas más viejas están concentradas todas las propiedades curativas. El corte que se hizo a la sábila no altera el crecimiento de la planta. Se le pueden hacer dos cortes a la cosecha de sábila cada año. En febrero y marzo es el primer corte, y el segundo en septiembre y octubre. Debe de haber un periodo de seis meses de un corte a otro; si se siguen estas indicaciones, la planta puede vivir mucho tiempo y sacarle el máximo provecho, e incluso se puede ampliar la cosecha gracias a la descendencia producida por la misma sábila.

Una vez cortadas las hojas o pencas, se colocan de manera que la parte seleccionada quede hacia abajo, para que el acíbar escurra por 24 horas. El jugo de la sábila se coloca en un recipiente de lámina galvanizada cubierta de una resina epóxica, poniéndola en baños de agua fría y a continuación se envasa.

Para evitar contaminar el gel hay que cortar la penca de la sábila, quitar las púas o espinas que tiene a los lados de la hoja con un cuchillo afilado; una vez pelada la hoja de la sábila, se corta la hoja a la mitad, de la base a la punta. Se introduce el cuchillo en la capa del gel o jalea que se encuentra pegada a la hoja y se quita la parte superior; la misma operación se realiza en la parte de abajo, se extrae el gel o los cristales de las hojas.

El gel de sábila o *aloe vera* se obtiene al abrir la hoja de forma longitudinal, con una palita de madera o espátula se raspa la parte carnosa y ésta se coloca en un recipiente. Es importante saber diferenciar los dos tipos de líquido que se acumulan en la hoja, uno es de color amarillo y se llama *aloína*, sustancia laxante que está a 2 o 3 mm de la cáscara; el que se utiliza, es el gel o sábila transparente que está en el centro de la hoja.

Otra manera de extraer el gel es al cortar en trozos las hojas, quitarles las espinas de los costados y la cáscara. Estas hojas se lavan bajo el chorro de agua, que debe ser abundante, para quitarle los restos de *aloína* que haya quedado. Se coloca en un procesador de alimentos y se tritura el gel de la sábila, si se refrigera este gel dura siete días. Pasando de este tiempo, el gel pierde su valor.

El gel es bueno para la resequedad de la piel o como reconstituyente, además de que es bueno para las arrugas de la piel, ya que tiene un efecto natural sobre ésta, con cambios notorios y benéficos. Con este gel se pueden preparar cremas limpiadoras, antiarrugas, para piel seca y delicada, al igual que para pieles grasas, para problemas de acné, logrando la limpieza de los poros y manteniendo la piel suelta y evitando que se acumulen las células muertas y libre de impurezas. Otro método consiste en moler las hojas por cualquier medio, centrifugar los residuos, filtrar el jugo y se envasa.

La extracción debe ser en forma cuidadosa para así evitar que las proteínas se desnaturalicen y pierdan su actividad catalizadora, por lo que debe evitarse que las hojas ya cortadas sean expuestas al calor, a las altas concentraciones salinas, o al *pH*. El acíbar debe refrigerarse una vez extraído. El jugo de la sábila tiene dos fases:

1. La primera es acuosa y se le conoce como gel de la sábila.
2. La segunda es liposoluble y se le conoce como aceite de la sábila.

De estos dos componentes se obtienen productos para fármacos, solventes, cosméticos y perfumes.

El proceso actual para obtener el jugo consiste en someter a las hojas de sábila a un corte y compresión para extraer la mayor cantidad de jugo. Este jugo está crudo y lo pasan por procedimientos de desinfección, calentamiento, estabilización y envasado.

El flujo de todo este proceso debe seguir los siguientes pasos:

1. Las hojas son lavadas con detergente.
2. Las hojas de la sábila se lavan con abundante agua para quitar cualquier residuo de jabón.
3. De manera manual se deben quitar las espinas o púas de la hoja de sábila.
4. Se procede al corte de la hoja.
5. Prensado.
6. Clarificación.
7. Calentamiento.
8. Almacenamiento.
9. Envasado.
10. Control de calidad (se practican pruebas, químicas y bacteriológicas).
11. Almacenamiento del producto terminado.

Un gran problema en el jugo de sábila es que en dos a tres horas éste pierde su efectividad, por lo que se debe pasar de inmediato a un proceso de estabilización como:

- Oxidación con peróxido de hidrógeno.
- Exponer el jugo a los rayos ultravioleta en presencia de catalizadores químicos.
- Exponer el jugo a temperaturas de 71 a 77 °C por un tiempo menor de tres minutos.

Presentaciones de la sábila

Jugo de sábila: es una pasta macerada que se obtiene al rallar las hojas o pencas completas de la sábila. Para este proceso se incluye la piel, la pulpa y las espinas. Se machacan las hojas con un mortero hasta obtener una pasta homogénea; también pueden machacarse las hojas en la licuadora. Este preparado es ideal para uso externo, en forma de apósitos o de compresas, las cuales se ponen en las llagas, quemaduras, heridas, etcétera.

Zumo de la sábila: se procesa igual que el jugo; la piel, la pulpa y las espinas se licuan; la sábila se cuela y ésta se mezcla con jugos de otras frutas. Está libre de *aloína*.

Pulpa de la sábila: ya cortada la hoja de la sábila se elimina el líquido de color amarillo que está entre la piel y la pulpa, ya que es muy amargo y además es purgante al ingerirla. La pulpa obtenida se deja reposar hasta que le salga la espuma, para su conservación es necesario utilizar conservadores y guardarla en un frasco oscuro. Se prepara igual que el jugo y se deja macerar. Se le puede añadir alcohol y otros conservadores como el benzoato monosódico, ácido curico, el cual se puede aplicar con un algodón o un hisopo, llegando incluso a lugares donde no puede pasarse con la hoja, con las encías, caries, ventanas nasales. Aplicando con compresas se utiliza en las quemaduras solares y diluida en agua hirviendo. El zumo se obtiene de la filtración.

Polvo seco: se hace con residuos que sobran al preparar el jugo de la sábila o con las hojas al eliminarse el líquido de color amarillo que está entre la piel y la pulpa. La pulpa obtenida se deja reposar hasta que le salga la espuma. Estos residuos se dejan secar al sol, o en el horno a temperatura suave, y se muelen hasta obtener un polvo de aspecto arenoso. Para su conservación se debe guardar en un recipiente oscuro y cerrado herméticamente, para que tanto el oxígeno como la luz no penetren en el interior y afecten a la sábila.

El jugo y el zumo obtenidos del gel de aloe están libres de *aloína* y demás sustancias laxantes, por lo que pueden consumirse en forma oral, garantizan el contenido de *polisacáridos* y mantienen el color y el sabor.

Tintura de aloe o sábila: la tintura es una preparación líquida en la que hay disueltas sustancias contenidas de la sábila o *aloe vera*. En pocas palabras, es el poder de una planta medicinal (sábila) transformado en medicamento. Esta tintura sirve de base para preparar muchas recetas y fórmulas para elaborar remedios y cremas; es fácil de crear y sirve para uso externo e interno. Está elaborada con alcohol, lo cual ayuda a conservar la preparación; a las personas que tengan intolerancia al alcohol es mejor no utilizarla. Hay recetas donde se recomienda usar la hoja entera, con la piel, lo cual no está mal hecho; aunque lo mejor es pelar la hoja, limpiándola bien para quitar la aloína. Las sustancias más importantes y con mayor valor medicinal de la sábila se encuentran en el gel, que es la parte más importante de la planta.

El **concentrado de la sábila** es un gel al cual se le ha eliminado el agua. El extracto es una solución acuosa y el aceite se obtiene de las hojas de *aloe barbadensis*. Una de las características de la sábila es que tiene poder limpiador y antiséptico natural, además de que calma los nervios, tiene agentes antisépticos como ácido salicílico, ácido cinámico, lupeol, fenol, nitrógeno de urea y azufre, que penetra fácilmente en la piel y en los tejidos, calma cualquier tipo de dolor, ya que actúa como anestésico (en especial para dolores de las articulaciones y musculares); también tiene propiedades de fungicida, antiinflamatorio, antipruríticos (detiene la comezón) y es bactericida, ya que destruye numerosos tipos de virus. La sábila es altamente nutritiva porque contiene azúcares, vitaminas y minerales.

Dilata los capilares sanguíneos, incrementando la circulación en la zona afectada; destruye los tejidos muertos, incluyendo la pus; acelera la curación de llagas y heridas; hidrata los tejidos además de que elimina la sensación de calor en las llagas, inflamaciones y úlceras.

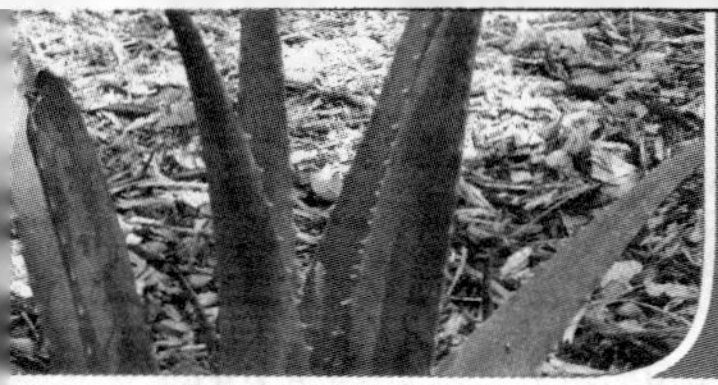

Oración de la sábila

Ritual y significado

> Cruz santa y divina, brujas y brujos:
>
> Enemigos que piensan llegar a mí, estoy con Dios por el poder de Cristo, que ha dado en el huerto de la fe.
>
> ¡Oh! Dios. Pido que alejes de mí las tristezas y ruinas que vengan hacia mí. Dios soberano, líbrame de las penas y las traiciones, que bendita sea María y la hostia de la consagración (*se persigna*). María Santísima, cúbreme con tu manto, que mi cuerpo sea parte del cielo, por los tres dulces nombres de Jesús, José y María (*se persigna*). Con Dios y esta mata, sea la prosperidad en mi vida y en mí y en mi casa, Jesús, Joaquín y Santa Ana, líbrame de todo mal (*se rezan cuatro padre nuestros*).

Después de realizar la oración anterior, se debe echar el humo de incienso a la planta de sábila, bálsamo, café molido, azúcar para la suerte. Poner una cinta roja a la sábila, el Viernes Santo a las tres de la tarde. Si está en tierra ponerle una moneda, un pedazo de carbón, un pedacito de pan y hacerle el sumerio; si la sábila se pone fea o se muere es síntoma de enfermedad, de ambiente negativo, envidias, malas intenciones, etcétera; esto sucede porque la planta absorbe todo lo negativo o toda mala situación. Cambie la planta por una nueva o por un hijo de ésta.

Sahumerio: se utiliza para dar gracias a Dios.

Incienso y bálsamo: se usa en recuerdo del regalo de los Reyes Magos al Niño Dios en su nacimiento.

Café molido: por el aroma y para que la familia siempre esté en armonía.

Azúcar: para la suerte y endulzar la vida y el hogar de la familia y sus descendientes.

La cinta roja: como semejanza de la sangre derramada por Jesucristo en la cruz.

La moneda: para que nunca falte el dinero en el hogar.

El pan: para que nunca falte la comida en el hogar y así poder alimentar a la familia y a todo visitante que llegue en ese momento.

El carbón: para que no falte el calor de hogar y para que también pase a formar un equipo junto a la sábila en absorber todo lo negativo, las enfermedades, etcétera, y que la sábila cumpla su papel de transmutar todo lo malo en buena energía y todo sea positivo.

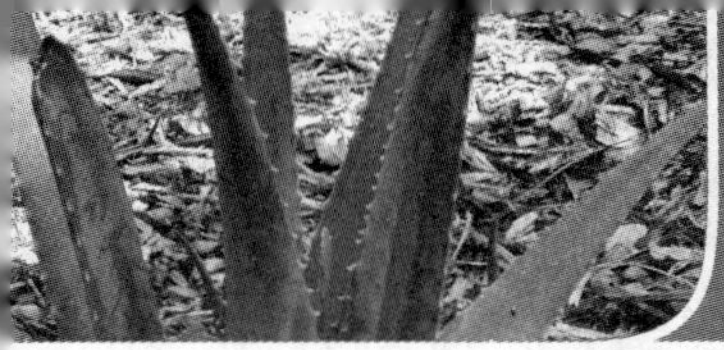

Recetas y remedios preparados con sábila

Se pueden elaborar productos como bronceador, bloqueador, tintura de *aloe vera* o sábila, jabón, así como las partes crudas y no desaprovechar esta planta del aloe como el gel y la cáscara. Para poder preparar los productos se tienen que tomar en cuenta otras sustancias que servirán para el procedimiento.

Existe un remedio el cual se debe a un fraile franciscano, que lo conocen en Belén como fray Romano, quien nació en Brasil y es maestro de un seminario de Belén, su fama en Judea se va extendiendo y como él dice: "yo curo el cáncer a cualquier persona, puede hacerlo sin necesidad de milagros, solamente con aplicar los productos de la naturaleza".

La experiencia sobre la receta de este fraile, es que varias personas se han curado después de tomar el brebaje; a estas personas les daba menos de un mes de vida, eran diferentes padecimientos de cáncer terminal; después de conocer los efectos de este medicamento natural el fraile se propuso darlo a conocer para que cualquier persona que tenga este padecimiento pueda prepara la receta y se la de a tomar, con lo cual se verá el resultado a la semana de tomarlo.

Receta para el cáncer de fray Romano Zago

Ingredientes

- 2 hojas grandes o 3 pequeñas de *aloe vera* o sábila.
- ½ kg o un litro de miel pura de abeja (es muy importante que esta miel no esté procesada, se le conoce como miel artesanal).
- 40-50 ml o 3 cucharadas de aguardiente, coñac, whisky, etcétera (se utiliza como vasodilatador).

Preparación

Se eliminan las espinas de la sábila, se cortan los bordes de las hojas y el polvo que tienen las hojas, se cortan en pequeños trozos en la licuadora, la miel y el destilado (aguardiente, coñac, etcétera) se licúa hasta que se forma una pasta viscosa. Ya que esté lista para tomar, se puede dejar fuera del refrigerador o en refrigeración, no se debe de quitar la cáscara, ni colar el remedio.

Fray Romano dice que se debe tomar una cucharada grande tres veces al día, 15 minutos antes de cada comida durante 10 días seguidos. Se debe agitar el frasco antes de cada toma. El fraile advierte que si después de haber tomado la bebida salen abscesos en la piel, o se experimentan erupciones cutáneas o se presenta una diarrea fuerte o vómito, es indicativo de que los esfuerzos empiezan a dar frutos y que se va por buen camino. Y si después de la primera toma no se han obtenido los resultados deseados, es preciso repetir el tratamiento, después de haberse hecho los estudios pertinentes, beber cuatro veces más, hasta la curación total.

Hace seis años que el fraile está usando esta receta con la cual sigue obteniendo resultados, ya que ha curado a varias personas de Belén y sus alrededores. Este remedio no sólo cura el cáncer, sino que además lo previene. Cura el cáncer de piel, de cerebro, de la próstata, de pulmón, leucemia, etcétera.

Una vez que el paciente se termina el primer frasco, se recomienda someterse a una visita médica, para comprobar el estado de la enfermedad. Después de una pausa del tratamiento, se recomienda repetirlo, hasta la eliminación total de la enfermedad. Se debe utilizar una planta madura de aloe de cuatro años y la miel debe ser de la mejor calidad y sobre todo natural. Este tratamiento no se recomienda a las mujeres embarazadas.Cabe aclarar que este remedio no es sólo para curar cáncer, es un restaurador de células, es un remedio natural y refuerza nuestro sistema inmunológico.

Preparación de tintura o tintura madre

Ingredientes

- 350 g de hojas de sábila o *aloe vera*, las cuales deben estar limpias y peladas y obtener el gel, o gel puro comercial de sábila.
- 550 cc de alcohol medicinal de 96º.
- 450 cc de agua destilada.

Procedimiento

Machaque todo el gel con un mortero hasta conseguir una pasta líquida y homogénea; después, añada el alcohol y el agua destilada y deje macerar en un frasco de color oscuro o ámbar durante 20 días, agitando todos los días por unos minutos; transcurrido este tiempo, se filtra todo primero con una tela fina de algodón o manta de cielo y después con un filtro, así se obtendrá la tintura, cuya duración es de un mes.

Ungüento para quemaduras

Ingredientes

- 100 g de crema base humectante.
- 50 gotas de tintura básica de sábila o aloe.
- Tintura básica de caléndula.

Procedimiento

A la crema con base humectante se le agrega la tintura de sábila y la tintura de caléndula, se debe mover muy bien hasta que todos los ingredientes estén bien mezclados. Este ungüento se aplica de manera directa sobre la quemadura o con una gasa esterilizada.

Jarabe para cólicos intestinales y diarrea

Ingredientes

- 100 g de miel.
- 25 cc de tintura básica de sábila o *aloe vera.*
- 0.25 cc de tintura de belladona.

Procedimiento

Se mezclan muy bien los ingredientes, hasta obtener un fluido que tenga una consistencia semilíquida.

Dosis

Una cucharada por la mañana y otra por la tarde, hasta que cesen los síntomas. A los niños se les rebaja la dosis.

Licor estomacal de *raspail*

Ingredientes

- 30 g de sumidades y raíz de Angélica.
- 4 g de cálamo aromático.
- 2 g de mirra.
- 2 g de canela en rama.
- 1 g de acíbar de aloe.
- 1 g de clavos de olor o de especia.
- 1 g de vainilla.
- 0.25 g de nuez moscada.
- 0.25 g de azafrán.

Procedimiento

Los ingredientes se colocan en una botella y se dejan macerar con un litro de espíritu de vino durante 15 días. Luego se filtra el alcohol y se le añaden 500 g de azúcar disueltos previamente en 0.5l de agua.

Dosis

Este licor se debe tomar en una copita después de las comidas.

Tratamiento para la ansiedad, insomnio, excesos de tabaco y café

Ingredientes

- 100 cc de tintura de sábila o *aloe vera*.
- 5 g de nuez moscada en polvo.

Procedimiento

Se mezcla bien la tintura de sábila con el polvo de nuez moscada.

Dosis

Se administran 10 gotas tres veces al día, hasta que cesen los síntomas por completo.

Bálsamo para erupciones e irritación en la piel

Ingredientes

- 100 g de crema para la piel sin olor.
- 50 gotas de tintura básica de aloe.
- 50 gotas de tintura de hammamelis.

Procedimiento

Se mezclan la tintura de aloe, la crema y la tintura de *hammamelis* hasta formar una crema homogénea. Se aplica en las raspaduras, granos, etcétera. Es ideal contra la picazón de las erupciones en la piel, como la varicela y el sarampión, entre otras enfermedades.

Edemas por acumulación de líquidos

Ingredientes

- 258 cc de tintura de aloe o sábila.
- 100 g de miel cristalizada.
- 30 g de fécula de maíz.

Procedimiento

Se mezclan los ingredientes para formar una pasta homogénea. Se aplica en forma de compresas sobre las áreas afectadas, tres veces al día hasta que el edema desaparezca. Es ideal para las bolsas debajo de los ojos, ojeras y los edemas de los pies y manos.

Tintura básica para el cabello

Ingredientes

- 20 cc de tintura base de sábila o *aloe vera*.

Procedimiento

Sólo basta lavarse el cabello con la tintura de sábila; se evita la alopecia, la seborrea, los piojos, la caspa.

Crema antiarrugas

Ingredientes

- 50 cc de jugo de aloe.
- 3 gotas de tintura de sábila.
- 100 g de crema humectante neutra.

Procedimiento

Se mezclan todos los ingredientes hasta que quede una crema homogénea. Este preparado dura una semana, y después se tiene que volver a preparar. Añadido al agua del baño flexibiliza y suaviza la piel, reduce las cicatrices si se usa con regularidad. Esta crema es astringente y se debe usar a la par con una crema hidratante.

Crema para todo el cuerpo

Ingredientes

- 30 g de crema hidratante.
- 5 cc de tintura básica de sábila.
- 10 g de lanolina.

Procedimiento

Mezclar la crema hidratante, la tintura de aloe y la lanolina hasta obtener una crema homogénea.

Acondicionador capilar

Ingredientes

- 60 cc de acondicionador de marca comercial.
- 50 cc de tintura de sábila o *aloe vera*.

Procedimiento

Se mezcla el acondicionador con la tintura de sábila.

Crema para después de tomar el sol

Ingredientes

- 200 g de crema hidratante neutra.
- 50 cc de tintura de aloe vera.
- 1 g de mentol.

Procedimiento

Mezclar la crema hidratante con la tintura y el mentol hasta que quede de manera homogénea.

Loción para después de afeitar (after shave)

Ingredientes

- 40 cc de agua destilada.
- 10 g de lanolina.
- 15 cc de tintura de sábila.

Procedimiento

Mezclar la tintura, la lanolina y el agua destilada hasta que quede de manera uniforme la mezcla.

Sábila para cortadas

Ingredientes

- 1 hoja de sábila sin cáscara, sólo el gel.
- 50 g o ¼ de hoja de sábila.
- 500 g de vitamina C en polvo.
- 400 UI de vitamina E (una o dos cápsulas).
- ½ cc de aceite de lavanda.

Procedimiento

Mezclar a fondo la hoja, la vitamina C, la vitamina E y el aceite de lavanda. Aplicar varias veces al día en la herida o la quemadura. Este gel debe refrigerarse en un frasco de vidrio por un par de meses. La mezcla de sábila y gel de lavanda alivia problemas de irritación en la piel y quemaduras.

Champú de aloe vera

Ingredientes

- 15 g de manzanilla seca (si el cabello es rubio); si el cabello es pelirrojo o castaño se recomienda el *hibiscus*.
- ½ taza de jabón de castilla líquido.
- 1 cc de aceite de oliva.
- 2 cc de *aloe vera*.

Procedimiento

Mezclar la manzanilla, el jabón, el aceite de oliva y el aloe; debe usarse como champú habitual. Una vez preparada la mezcla, debe utilizarse en el momento, no se debe de guardar, ya que no lleva conservadores y está hecho con productos naturales.

Mascarilla de sábila

Ingredientes

- 1 cc de sábila o *aloe vera*.
- 1 cc de aceite de oliva.

Procedimiento

Primero se corta la hoja de la sábila y se extrae el gel transparente; se debe mezclar con el aceite de oliva en un recipiente y aplicar esta mezcla en el rostro; después de 15 minutos, la piel debe estar hidratada, luego se debe enjuagar con agua tibia. Esta mascarilla se debe aplicar dos veces por semana.

Mascarilla de aloe vera

Ingredientes

- 1 penca de sábila.
- 1 huevo.
- 1 vaso de leche.
- 1 cc de avena.
- ½ limón en jugo.

Procedimiento

Se bate el jugo de una hoja o penca de sábila, agregarle la clara del huevo, una copita de leche, la cucharada de avena y medio limón; licuarlo todo junto. Aplicar la mascarilla y luego lavarse la cara con agua tibia.

Mascarilla sencilla de aloe vera

Ingredientes

- 1 penca de sábila.

Procedimiento

Una manera sencilla de aplicar esta mascarilla es aplicarse la penca de sábila en las noches, se lava la cara con agua tibia y limón en las mañanas.

Receta para evitar las estrías 1

Ingredientes

- 4 cápsulas de vitamina A.
- ½ taza de aceite de oliva virgen.
- ¼ taza de sábila, sólo la gelatina o el gel transparente de la penca.
- 6 cápsulas de vitamina E.

Procedimiento

Licuar bien todos los ingredientes en un frasco; refrigerar. Se debe aplicar una vez al día en el abdomen y en los sitios donde se tengan estrías. Si se es constante y se aplica todos los días, es posible evitar que éstas aparezcan. Se puede aplicar con manteca de cacao o crema de elastina.

Receta para evitar las estrías 2

Ingredientes

- ½ taza de aceite de oliva virgen.
- ¼ taza de gel de sábila.
- 6 cápsulas de vitamina E.
- 4 cápsulas de vitamina A.
- ¼ taza de agua de rosas.

Procedimiento

Mezclar todos los ingredientes en la licuadora, después guardar la mezcla en un frasco en el refrigerador; aplique el aceite preparado en el abdomen, muslos, busto, caderas. Si se hace todos los días es posible prevenir las estrías.

Receta de ensalada de sábila

Ingredientes

- ¼ de col roja en rodajas muy delgadas.
- 1 pepino en rodajas delgadas.
- ¼ de taza de nueces picadas.
- 10 g de pasas.
- 1 trozo de gel de sábila de 3 cm picado finamente.

Aderezo:

- Aceite de oliva.
- ½ cucharadita de mostaza.

Procedimiento

La sábila debe de ser fresca, si se tienen plantas de sábila es mejor. Debe ser la hoja más cercana a la base. La hoja se lava con abundante agua, se le cortan las espinas, se hace un corte y se desprende con sumo cuidado la parte transparente blanca. Sólo debe cortarse lo que necesite y guardar el resto en el refrigerador, de preferencia en un envase transparente; la pulpa pelada conserva sus propiedades unas dos semanas en el refrigerador. Es mejor si se guarda al vacío; si la hoja se torna oscura lo mejor es desecharla. La hoja después de cortarla hay que colocarla en posición vertical para que suelte el líquido amarillo. Para consumir la sábila como alimento, hay que pelar la hoja de la misma con un cuchillo y cortarla en cubos; la pulpa se puede comer directamente, la sábila se come mejor licuada con jugos de frutas.

Los cubos se agregan a la ensalada, se le pone la col roja, el pepino, las pasas y la nuez; se mezcla. El aderezo se prepara mezclando el aceite y la mostaza.

Enjuague bucal

Ingredientes

- 6 onzas de agua.
- 2 oz de vodka.
- 4 cc de glicerina líquida.
- 1 cc de gel de *aloe vera.*
- 10-15 gotas de aceite esencial de menta verde.

Procedimiento

Hierva el agua y el vodka, agregue el *aloe vera* y la glicerina; retirar del fuego y dejar enfriar un poco. Agregue el aceite de menta verde, agite bien y vierta en una botella y tape.

Labial de vainilla

Ingredientes

- 1 cc de jalea de petróleo.
- 1 cc de gel de *aloe vera.*
- 1 y ½ cc de aceite de coco.
- ½ cc de vainilla.

Procedimiento

Calentar los ingredientes a baño maría y vertir en un tarro.

Receta de loción para piel seca

Ingredientes

- ¾ taza de almendras.
- ⅓ taza de aceite de coco o manteca de cacao.
- 1 cc de lanolina.
- ½ oz de cera de abeja rallada.
- ⅔ taza de agua de rosas.
- ⅓ taza de gel de *aloe vera.*
- 1 a 2 gotas de aceite de rosa.
- 1 cápsula de vitamina E.

Procedimiento

Derretir el aceite de almendras, el aceite de coco, la cera, lanolina, a fuego lento. Mezcle bien y deje enfriar. Mezcle el agua de rosas, el gel de aloe, el aceite de rosas, la cápsula de vitamina E; licuar esta mezcla y agregarla a la mezcla de cera hasta que estén bien mezclados; guárdelo en un frasco con tapa hermética.

Remedio para pies cansados

Ingredientes

- 1 cc de *aloe vera.*
- 1 cc de aceite de oliva.
- 1 cc de aceite de germen de trigo.
- 20 gotas de aceite esencial de menta.
- 20 gotas de aceite esencial de eucalipto.

Procedimiento

Mezclar el *aloe vera*, el aceite de oliva, el aceite de germen de trigo, el aceite esencial de menta, el aceite esencial de eucalipto; agregar al agua caliente, y remojar los pies en esta agua caliente.

Desinfectante para las manos

Ingredientes

- ¼ taza de gel de *aloe vera* o sábila.
- ¼ taza de alcohol de grano.
- 10 gotas de aceite de fragancia.
- 1 gota de colorante vegetal.

Procedimiento

Combine el gel licuado, el alcohol de grano, el aceite con fragancia y el colorante; guarde en una botella o frasco con atomizador.

Receta para reducir la tos

Ingredientes

- Miel de abeja.
- Jugo de sábila.

Procedimiento

Mezclar bien el jugo del aloe y la miel en partes iguales. Mezclar y diluir la cucharadita de agua hirviendo y beber como sea necesario. Puede durar hasta una semana en un recipiente con tapa térmica. El aloe suaviza los tejidos y calma el dolor y la irritación. La miel hace las mismas funciones que la sábila y proporciona energía.

Mascarilla de aloe vera para piel seca y sensible

Ingredientes

- 3 cc de jugo de *aloe vera.*
- 1 cc de gel de *aloe vera.*
- 2 gotas de lavanda al 100% o el aceite de rosa esencial (o a su elección).
- 2 rodajas de pepino.

Procedimiento

Ponga el jugo de *aloe vera,* el gel del aloe y las gotas de lavanda; mezcle todo en un recipiente, excepto las rodajas de pepino, hasta que adquiera la forma de una sustancia agradable y suave.

Ponga con ayuda de los dedos o con una bola de algodón, en la cara limpia y el cuello, manteniendo libre el área de los ojos. Como paso siguiente acuéstese, relájese y deje la mascarilla actuar de 5 a 10 minutos; coloque sobre los ojos las rebanadas de pepino.

Transcurrido este tiempo lavar la cara con un paño de agua tibia y enjuague con agua tibia; termine de enjuagarse la cara con agua fría, seque la piel con una toalla limpia. Finalmente, aplique una crema hidratante, con la cual sellará la piel para guardar el agua interior.

Remedio para la artritis

En la actualidad se investiga cuál es el alcance de la sábila o *aloe vera* en el tratamiento para la artritis y los diversos tipos de artritis. En general, alivia los síntomas de esta enfermedad; muchas personas tienen resultados inmediatos, otras ven los resultados después de dos meses. Se recomienda como prueba esperar dos meses ingiriendo la sábila, ser constante; a medida de que los dolores disminuyen, se recomienda bajar la dosis a una cucharada por la mañana y otra por la noche.

Ingredientes

- Gel de sábila o jugo de sábila.
- Jugo de alguna fruta (de su preferencia).

Procedimiento

Licuar el gel de sábila con algún jugo, como naranja, zanahoria, etcétera. O tomar una cucharada de jugo de sábila cuatro veces al día.

Mascarilla de aloe vera con pepino

Ingredientes

- 2 cc de gel de sábila.
- ½ pepino.

Procedimiento

Pelar el pepino, quitar las semillas y cortarlo en trozos; poner los trozos junto con la sábila en un procesador de alimentos y mezclar hasta obtener una pasta homogénea y suave.

Extiender esta pasta suave con la cara limpia y con sus dedos en el rostro y el cuello limpios, acostarse, relajarse y colocar dos rodajas de pepino en los ojos. Dejar la mascarilla durante 30 minutos; transcurrido este tiempo, lavar la cara con agua fría y secar la piel con una toalla limpia.

Mascarilla con avena, pepino y sábila

Ingredientes

- 2 cc de gel de sábila.
- 1 pepino.
- 2 cc de avena.
- 1 clara de huevo.
- 2 rodajas de pepino.

Procedimiento

Cortar dos rebanadas de pepino, apartar; cortar el resto y ponerlo en la licuadora hasta que quede una pasta suave y tersa, colocarlo en un recipiente, agregar la harina de avena, la sábila, mezclar, la clara batirla y agregarla a la mezcla de pepino.

Extienda la pasta suave con los dedos o un pedazo de algodón sobre la cara y el cuello limpios; relájese, recuéstese y coloque las rodajas de pepino en los ojos; deje la mascarilla por 15 a 20 minutos. Por último, enjuague la cara con agua fría y seque la piel con una toalla limpia.

Jabón líquido de sábila

Ingredientes

- 1 litro de agua.
- ½ taza de sobrante de jabón o jabón neutro rallado previamente.
- 1 hoja de sábila de 30 cm (sólo la pulpa).

Procedimiento

Haga un corte en la hoja y extraiga la pulpa de la sábila, raspe con una cuchara, coloque la pulpa en un recipiente y reserve. Ponga ½ litro de agua en una cacerola a fuego alto, cuando esté caliente regule la flama a la mitad, añada poco a poco el jabón sin dejar de mover suavemente; ya que el jabón se haya disuelto, añada el otro ½ litro, retire del fuego, agregue la pulpa de sábila sin dejar de revolver.

Una vez que la consistencia sea uniforme y homogénea, el jabón líquido estará listo para envasarse. En el envasado tiene que agregar una etiqueta para su conservación y caducidad.

Vacíe el jabón en un envase, ponga la fecha de elaboración y la de caducidad. Guarde el jabón en un sitio fresco. Este preparado puede durar hasta tres meses. Si se desea, se le puede poner unas gotas de perfume o de esencia de su agrado, la cual se puede conseguir en droguerías o farmacias grandes.

Sábila contra las manchas de la piel

Esta receta es muy popular y efectiva para las manchas de sol y manchas por embarazo (se le conoce como melasma).

Ingredientes

- 1 hoja de sábila (sólo la pulpa).

Procedimiento

Se limpia el área a tratar. La pulpa de la sábila se aplica sobre la piel por 20 minutos o más, y se elimina con agua. Esto se repite todos los días durante tres meses. Hay que ser constantes, y con un poco de paciencia los resultados se empezaran a ver en dos semanas.

Receta de sábila para dejar de comerse las uñas

Ingredientes

- 1 trozo de pulpa de sábila o jugo de sábila.

Procedimiento

Esta receta es muy sencilla, además de efectiva. Consiste en poner el jugo o la pulpa de la sábila en las uñas; se debe repetir tantas veces como sea necesario, como el jugo de la sábila es amargo, al morder las uñas el sabor es muy malo. Puede ayudarse de una pelotita plástica para el estrés y así ejercitarse con la mano.

Mascarilla humectante de sábila para todo tipo de piel 1

Ingredientes

- 1 cc de barro.
- 1 cc de pulpa de sábila o jugo de sábila.
- 1 cc de agua para mezclar todo.
- 2 rebanadas de pepino.

Procedimiento

Mezcle el barro con el agua y el jugo de la sábila, aplique en la piel limpia, y relájese; coloque las rebanadas de pepino sobre los ojos y deje la mascarilla durante 15 minutos; para quitarla, lave la piel con agua tibia.

Mascarilla humectante de sábila para todo tipo de piel 2

Ingredientes

- 2 rebanadas de pepino.
- Jugo de sábila.
- Miel de abeja pura.

Procedimiento

Mezclar la miel en partes iguales para que quede una pasta homogénea. Aplicarla en la piel limpia y colocar los pepinos en los ojos, relajarse y dejar la mascarilla por 15 minutos, enjuagar con agua tibia. Esta mascarilla refresca y deja la piel suave.

Mascarilla de sábila y zanahoria

Ingredientes

- 1 cc de sábila.
- 1 zanahoria pequeña rallada.
- 1 cc de avena entera.
- ¼ de taza de yogur.
- 2 rodajas de pepino.

Procedimiento

Mezclar el aloe, la zanahoria, el yogur y la avena. Aplicar la mascarilla sobre la piel limpia, poner las rodajas de pepino en los ojos. Esta mascarilla se deja por 15 a 20 minutos y se elimina con agua tibia.

Jugo de sábila

Ingredientes

- 1 vaso de jugo de mango, durazno o arándanos.
- 2 cm de pulpa de sábila.
- 2 cc de miel.

Procedimiento

Machacar la sábila para extraer su jugo; el jugo de la sábila se mezcla con el jugo de durazno, mango, arándano (a su elección) y se agrega la miel; se agita hasta que se disuelva la miel y queda listo para ser ingerido. Puede agregarse hielo.

Remedios caseros

Para verrugas: el jugo de la sábila se aplica directamente sobre las verrugas para disolverlas.

Loción de sábila

Ingredientes

- 20 ml de extracto activador de sábila (se consigue en cualquier droguería).
- 10 ml de hueso de chabacano.
- 15 ml de aceite de eucalipto.
- 10 ml de aceite ajonjolí.
- 15 ml de aceite de lanolina.
- 10 ml de aceite mineral.

Procedimiento

Se mezcla perfectamente el extracto de sábila, el eucalipto, el aceite de ajonjolí, la lanolina, el aceite mineral, el aceite de hueso de chabacano; se envasa en un recipiente. Esta loción se puede usar para el dolor muscular, y además ayuda a desinflar los músculos después de hacer ejercicio.

Receta de yogur de sábila, nueces y chocolate

Muchos de nosotros no sabemos cómo aprovechar la sábila y mucho menos cómo debemos agregarla a nuestra alimentación. Esta receta es un buen desayuno, además de que nos aporta energía, vitaminas, omega 3, minerales y los beneficios de un sabroso yogur casero y preparado con la mejor calidad.

El yogur

Se puede preparar con una cazuela de barro y bolsas de agua caliente. Hay que verter la preparación en unos botecitos y rodearla de la bolsas de agua caliente, enseguida hay que dejarla reposar durante 10 horas. Con las bolsas se crea un mini invernadero que acelera la fermentación de la leche y su transformación en yogur. El agua de las bolsas no debe de estar hirviendo, con que esté caliente el agua funciona, lo importante es mantener el calor durante el tiempo que se fermente el yogur. Es necesario cubrir con toallas para que se reparta el calor, las bolsas de agua con la cazuela de barro y los botecitos de yogur debajo de la toalla.

En los botecitos se agrega una cucharada de yogur natural, se le agrega leche y se mezcla un poco. Es mejor usar leche entera, ya que es más cremoso el yogur de esta manera; si se usa leche *light* o semidescremada sale menos cremoso; el yogur y la leche se deben poner a temperatura ambiente.

Ingredientes

- 1 yogur natural.
- 1 hoja o penca de sábila o 200 g de pulpa de sábila.

- 16 nueces.
- 60 g de chocolate.
- Azúcar u otro endulzante.

Procedimiento

Rallar el chocolate y picar las nueces al gusto; se le puede poner más nueces según se desee. A la penca se le quitan las espinas de sábila. Se abre la mitad de la hoja y se le saca la pulpa transparente; se corta en trozos pequeños. Ya preparado el yogur, se le agrega el chocolate rallado, la nuez y la sábila, y enseguida el azúcar o el endulzante o si se prefiere sin azúcar.

Este yogur es ideal para el desayuno, con los beneficios del aloe, omega 3, que nos proporciona la nuez con todos los beneficios cardiovasculares, el chocolate nos otorga energía al igual que el magnesio. La leche fermentada es lo más sano para el organismo, además de que nos proporciona minerales, vitaminas, grasas saludables (el omega 3 de las nueces), energía; este yogur es muy práctico para consumirlo todos los días.

Mermelada de sábila

Para preparar esta mermelada veremos que su sabor es dulce, quitándole el sabor amargo que tiene la sábila y conservando su textura; se utilizará la pectina en esta receta, ya que es un espesante natural para que tengamos la textura de la mermelada y el limón, es un conservador natural, el cual le dará un ligero sabor ácido. Es una receta fácil de preparar. La *pectina* se puede conseguir en farmacias y en tiendas de materias primas.

La mermelada es una excelente manera de conservar las frutas o incluso las verduras, como la mermelada de nopal o la de chile, etcétera. Para la mermelada es muy importante la cantidad de azúcar, ya que es lo que va a conservar la fruta; se suele recomendar entre 700 y 800 g de azúcar por kilogramo de fruta, se puede usar azúcar refinada, morena, moscabado; dependiendo del azúcar con la que hagamos la mermelada, vamos a tener una mermelada de diferente color y sabor; el azúcar morena es menos dulce y es mejor utilizarla para la mermelada de manzana, membrillo y durazno; el jugo de limón lo que hace es conservar el producto.

Aquí lo más importante es someter la sábila al calor para extraer el almíbar de la mermelada; se espesa con la pectina. Mezclar con la sábila para conseguir que se funda con todo sin entrar en la ebullición, de esta manera es que la mermelada obtiene su textura gelatinosa.

Ingredientes

- 350 cc de agua.
- 350 g de azúcar refinada o blanca.
- 500 g de penca de sábila y troceada (sólo se utiliza la pulpa).
- 25 g de pectina.

2 cc de jugo de limón. Procedimiento

Poner el agua en un cazo y calentarla, agregar el azúcar y mover constantemente para que se haga un almíbar, consistente y bien ligado; no se debe de hervir este caramelo, si esto sucede se hará caramelo y esto es lo que no queremos.

Para hacer el almíbar, sólo hay que hacer que se junten bien o se liguen el agua y el azúcar, sin que se evapore el agua y sin que llegue a hervir. Ya teniendo el almíbar, se retira del fuego; no debe estar caliente. Se le agrega la pulpa de la sábila, el limón y la *pectina*; revolver y poner a fuego suave para que se mezcle todo.

Ya conseguida la textura deseada, se puede triturar más; se procede a envasar en frascos de cristal con tapa (previamente esterilizados) y se dejan enfriar. Se recomienda que la mermelada esté en un sitio seco y oscuro para conservar la duración de su producto por más tiempo.

Ensalada de sábila y queso de cabra

Con esta receta, los ingredientes están al alcance de todos, aporta vitaminas, minerales y se puede combinar con otros ingredientes; es un platillo excelente para la temporada de calor.

Ingredientes

- Lechuga italiana.
- Lechuga romana.
- Lechuga orejona.
- Cebollín.
- Queso de cabra.
- La pulpa de 1 hoja de sábila cortada en cuadritos.
- 120 g de setas.
- 150 g de tocino cortado en cubitos.
- Tomates cherry.
- Aceite de oliva.
- Vinagre de vino.
- Sal y pimienta.

Procedimiento

Se lavan y se desinfectan las lechugas, las setas, los tomates, el cebollín, la hoja de sábila, a la cual se le extrae la pulpa, y se lava en abundante agua.

Mientras se desinfectan las verduras, fría el tocino en cubitos y saltee las setas; se pueden freír en el mismo sartén cuando el tocino está más cocinado. Para la vinagreta, mezclar el aceite y el vinagre, hasta que la preparación quede homogénea.

Coloque en la ensaladera todas las lechugas, el cebollín cortado, los tomates cherry enteros junto con la pulpa de la sábila; se le vierte la vinagreta a la ensalada, las lechugas, los tomates y los cebollines, se mezcla todo. Ya para servir, se le agrega el tocino con las setas.

El queso de cabra se corta en rodajas gruesas, se pasa por harina y se pone al sartén y se fríe a fuego lento hasta que se dora un poco por ambos lados; se les escurre la grasa poniéndolas en papel absorbente, y en el plato de cada comensal se colocan tres rodajas, a un lado de la ensalada.

Dolor e inflamación por luxación

Ingredientes

- 1 litro de agua.
- 1 puño de manzanilla.
- 1 puño de *wuis*.
- Epazote.
- Orégano.
- Árnica.
- ½ taza de vinagre.
- 2 cc de miel.

Procedimiento

Se pone el agua a hervir y se agrega la manzanilla, el *wuis*, el epazote, el orégano y el árnica. Esta última se cose por 10 minutos. Después se agrega medio vaso de vinagre con dos cucharadas de miel; ya bien mezclado se empapa y lo más caliente que se aguante, en un pedazo de tela de algodón, se coloca en la zona que está más inflamada dos veces al día, por el tiempo que sea necesario. Este remedio también se puede aplicar a quebraduras.

Piel mejorada

Ingredientes

- 1 yema de huevo.
- 12 gotas de jugo de limón.
- 8 cc de aceite de oliva.
- 12 cc de ron blanco o coñac.
- 1 cc de arcilla verde (esto es si se tiene acné).

Procedimiento

Colocar en un recipiente la yema de huevo, las gotas de jugo de limón, el aceite de oliva, el ron y la arcilla verde; mezclarlo todo muy bien y colocarlo en el rostro ya limpio; dejar por 20 minutos y enjuagar con abundante agua.

Crema natural de aloe

Ingredientes

- ¼ de litro de aceite de almendras dulces.
- 30 g de manteca de cacao rayada.
- 50 g de cera de abeja natural rayada.
- 50g de pulpa de sábila.
- Aceite esencial de lavanda, romero, tomillo y salvia (elegir dos o tres de ellos).

Procedimiento

En un frasco de cristal con tapa hermética, colocar la pulpa de la sábila bien machacada, colocar la cera de abeja rayada y la manteca de cacao rayada. Se le añade el aceite de almendras dulces, se cierra bien el frasco y se coloca a baño maría, hasta que se disuelva bien con el aceite, la cera de abeja y la manteca de cacao; se debe agitar constantemente esta preparación, tomando el frasco con un trapo para evitar quemarse, hasta que se deshagan los componentes sólidos. Después, se saca el frasco del baño maría para agregar tres gotas de los aceites esenciales (romero, salvia, etcétera). Todavía caliente, se debe envasar en botecitos. Remover con palitos hasta que se enfríe bien, de lo contrario la pulpa de la sábila quedará flotando y quedará homogénea esta crema. Deje enfriar antes de cerrar los botecitos. Etiquete y guarde.

Dosis

Esta crema natural e hidratante puede utilizarse en cualquier momento del día en las manos, la cara y hasta en el cuerpo, además de ser una excelente crema terapéutica en casos de heridas de la piel. Se debe de tomar en cuenta de que no es necesario ponerse tanta crema, como se hace con las cremas comerciales. Lo mejor es probar con poca cantidad y dependiendo cómo queden las manos, se agregará más crema. Extender uniformemente bien por las manos a manera de masaje, dejar que seque bien esta crema antes de tocar cualquier cosa.

Es preferible elaborar cantidades pequeñas de crema, ya que los aceites esenciales son volátiles, y después de cierto tiempo se dañan y los aceites de base se rancian. Si se hicieron cremas de más, se aconseja guardarlas en el refrigerador.

Jabón de sábila 2

Ingredientes

- 2 barras de jabón de glicerina.
- Esencia de aloe vera (gotas).
- 2 hojas de aloe vera.

Procedimiento

La preparación de este jabón de glicerina no es diferente a la de otros jabones. Se comienza la preparación quitando las espinas a las hojas de la sábila, se abren las hojas y se obtiene la pulpa transparente del aloe, la cual se licúa hasta que quede bien líquida.

Se rallan los dos jabones de glicerina y se ponen en un recipiente a baño maría, hasta que el jabón de glicerina empiece a derretirse y tomar una consistencia líquida; retirar el jabón del fuego e incorporar el aloe licuado y las gotas de esencia de aloe. Mezclar bien, engrasar los moldes con poquito aceite (esto es para que no se pegue el jabón al molde), agregar el jabón a los moldes de plástico y dejar enfriar hasta que estén listos. Este jabón es perfecto para humectar la piel, suavizarla e incluso para problemas con cicatrices o marcas cutáneas.

Jabón de sábila con romero

Ingredientes

- 750 g de gel de baño de avena.
- ½ kg de cáustica en escamas.
- 1 puño de sal fina.
- 1 puño de harina fina.
- 500 g de champú para el cabello, de buena calidad.
- 2 litros de aceite de oliva extravirgen (que no sea cocinado).
- ½ litro de glicerina (se consigue en la farmacia).
- 5 kg de romero cortado en plena floración.
- 4 hojas grandes de aloe (sólo se necesitara la pulpa).
- 4 litros del agua donde se coció el romero.

Maceración del romero

Una vez cortado el romero, se amarra por el tallo en manojos de 10 cm de diámetro, y se coloca en un lugar seco y bien ventilado por un tiempo de 21 días; después, al romero se le rocía agua abajo del grifo en forma de lavado, en donde se desprenderán hojas más pequeñas de los tallos y del tallo principal; el romero se macera en 5 litros de agua aproximado; utilizar un cazo profundo o una olla para que se mueva al menos dos veces al día. El tiempo de maceración será de 10 días como mínimo o como máximo 14; trascurrido este tiempo, se procede a colar el romero con un colador fino y este líquido estará listo para utilizarse en el jabón.

Preparación del aloe

Se limpia la hoja por fuera con un trapo húmedo y se seca con una servilleta de cocina; se le cortan las púas de los lados de la hoja, se corta como 1 cm de lado a lado y se pone de pie a la hoja de sábila, dentro de un plato para que escurra el líquido amarillo (el cual no tiene utilidad alguna); se le quita la piel ondulada con un cuchillo filoso para no llevarse la pulpa; se voltea la hoja, se corta y se saca con sumo cuidado la pulpa de la sábila, sin quitar la piel; hay que tomar en cuenta que no debemos de llevar impurezas a la preparación. Una vez que tenemos la pulpa, hay que ponerla debajo del grifo y lavarla con abundante agua para quitarle el líquido amarillo. Esta pulpa se pone en la licuadora, para dejarla lo más licuada posible. Entonces el aloe está listo para preparar el jabón de sábila.

Preparación para el jabón

Disolver la cáustica en dos litros del agua macerada de romero, previamente caliente, sin dejar que hierva; hay que batir poco a poco y siempre mover hacia el lado derecho. La disolución de la cáustica será rápida. Enseguida y sin dejar de mover hacia el lado derecho, vierta poco a poco el aceite de oliva, hasta que esta preparación esté totalmente integrada y de forma homogénea. Este proceso dura aproximadamente una hora.

En ½ litro de agua de romero se disuelve la harina y la sal, y se le agrega en forma lenta a la preparación de la cáustica; el otro litro de agua de romero se agrega poco a poco sin dejar de mover a la derecha, de forma lenta, para incorporar la glicerina; se sigue batiendo hasta obtener un líquido homogéneo y uniforme. Ya en este punto y sin dejar de mover, se agrega el gel de avena, el champú y se sigue moviendo el preparado. Tomando en cuenta el largo proceso para la elaboración del jabón y el hecho de que no se puede dejar de mover, se aconseja que otra persona ayude en este proceso de la preparación del jabón. Desde este momento se bate a mano por 15 minutos y si se bate con la batidora, tiene que ser durante ocho minutos, con un descanso de una hora.

Cuando esta mezcla empiece a adquirir una consistencia espesa, se le agrega la pulpa de la sábila en forma progresiva y batiendo con la mano o la batidora a un tercio de su velocidad; una vez que el jabón empieza a tomar consistencia más espesa, se debe continuar con los mismos intervalos de descanso hasta que el jabón adquiera una densidad media, y sin parar de batir y adquiera consistencia, se vierte en los moldes para jabón; ya en los moldes se deja reposar sin tapar hasta que esté lo suficientemente duro para poder manejarlo.

El paso siguiente es envolver con plástico transparente a cada jabón. Se puede usar después de 30 días. El color que adquiere es propio y también es por el agua de romero.

Solución para la caída del cabello a base de sábila

La sábila ayuda a frenar la caída del cabello y a recuperar el cabello perdido. Una de las opciones está en agregar la pulpa de la sábila al acondicionador, para aumentar su beneficio.

Ingredientes

- 2 hojas de sábila.

Procedimiento

Quitar las espinas a la hoja de la sábila y los bordes duros; se le quita la corteza a la hoja con mucho cuidado y se extrae la pulpa de la hoja; esta pulpa se pone en la licuadora con muy poco agua y este gel se agrega en el acondicionador.

Receta de extracto de aloe vera

Ingredientes

- 350 g de *aloe vera.*
- 550 cm^3 de alcohol de uso medicinal.
- 450 cm^3 de agua destilada.

Procedimiento

Lo primero que se tiene que hacer es licuar las hojas de aloe o sábila, se corta la sábila en trozos y se agrega a la licuadora. Después se le agrega el agua destilada y el alcohol a la sábila licuada; se vacía en un envase oscuro de color ámbar con tapa o en una botella con corcho. Hay que dejar macerar por 20 días y es necesario agitarla todos los días; trascurridos los 20 días se filtra y se envasa nuevamente en un recipiente oscuro para que no le de la luz a esta preparación. En refrigeración puede conservarse hasta un mes. Este extracto es de uso externo y no debe ser ingerido, ni aplicarse directamente en la piel.

Pomada de sábila

Ingredientes

- 10 hojas de eucalipto.
- 15 ml de aceite mineral.
- 1 hoja o penca de sábila.

Procedimiento

Se limpia la hoja de sábila y se extrae la pulpa con una cuchara; la pulpa se cuece al fuego junto con las hojas de eucalipto. Se va agregando poco a poco el aceite mineral, se pone en la licuadora y se bate hasta obtener una pasta homogénea. Se aplica con fricción sobre la zona adolorida.

Receta del suero de sábila

Ingredientes

- 1 litro de agua hervida.
- 2 cc de miel.
- 5 ml de jugo de sábila.
- 1 pizca de bicarbonato.
- ½ cc de sal.

Procedimiento

Se mezcla el agua hervida con el jugo de sábila, la sal, la miel y el bicarbonato.

Dosis

Se toma varias veces al día.

Crema de rosa mosqueta y sábila

La rosa mosqueta es una planta silvestre de Europa que hoy día crece en América. Las semillas de esta planta producen un aceite rico en vitamina C, *ácidos linoleicos*, los cuales están vinculados con el *colágeno* y los procesos bioquímicos de regeneración y crecimiento celular. Este suero es un tratamiento para las arrugas, pues las disminuye, mejora las cicatrices, reduce las estrías, hidrata pieles envejecidas, atenúa las líneas de expresión, aclara y reduce las manchas, ayuda a las cicatrices por acné, mejora la dermatitis atópica y las cicatrices quirúrgicas y queloides, atenúa los brotes de psoriasis; se usa como tratamiento contra melanoma, tratamiento atópico en llagas y úlceras y para la piel seca. Carece de color y su pH Es de 5.5, no tiene efectos secundarios, no es recomendable para la piel grasa.

Ingredientes

- 50 g de gel de sábila o gel comercial.
- 5 cc de aceite rosa mosqueta.
- 100 g de crema hidratante neutra.
- 10 cc de esencia de lavanda, romero, etcétera, la que se prefiera.

Procedimiento

Se mezclan todos los ingredientes, hasta tener una crema homogénea; se envasa en un botecito con tapadera hermética y se refrigera para que se conserve. La duración del gel es de 20 días en refrigeración.

Remedios populares con sábila

Cicatrización de las heridas

Hojas de sábila de más de tres años de edad, cortadas por la base, donde se encuentran una cantidad importante de ingredientes activos. Se aplica en forma de cataplasma en la herida, la cual se limpió previamente, se cubre con una tela y se deja reposar una hora.

En casos de quemaduras

Para las quemaduras se prepara un ungüento con aloe y una base de aceite. El aloe es astringente, por lo que evitará que la piel se reseque.

Enfermedades gastrointestinales y de cáncer

Tomarse una cucharada de jugo de aloe por las mañanas.

Remedio para aftas y herpes

Se utiliza el jugo de sábila en partes iguales con agua, hacer enjuagues tres o cuatro veces al día.

Dolor de muelas y rebaja las flemas

La sábila se usa como preventivo en las caries y protege los dientes del desgaste del esmalte.

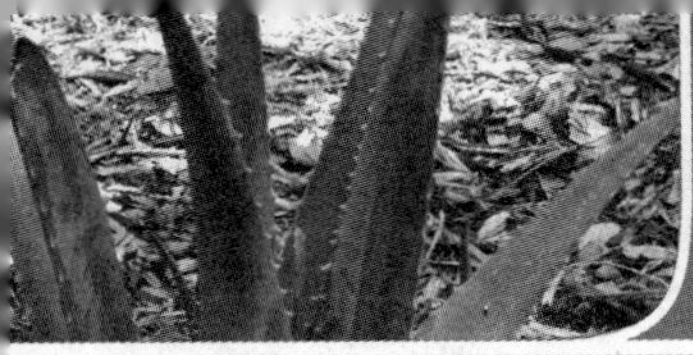

Cultivo de la sábila o *aloe vera*

La sábila ha tomado un considerable interés debido a las propiedades medicinales y cosméticas del gel o la pulpa de sus hojas, así como el jugo del aloe para fines farmacéuticos, por lo que su cultivo ha tomado mucha importancia, ya que es una importante actividad de exportación para Japón, Estados Unidos, Canadá, Noruega, Inglaterra, Holanda, Bélgica y Suiza, que son los primeros consumidores de esta planta y sus propiedades.

En México, el conocimiento y la práctica de la medicina natural o de herbolaria, son actividades tradicionales de los habitantes rurales de la República Mexicana y más aún en el noroeste del país (San Luis Potosí).

Para obtener una planta madre de aloe o sábila se puede encontrar en cualquier mercado o en algún vivero, o hasta en el supermercado, ya que en la actualidad venden plantas.

La sábila es una de las plantas que crece sin problema alguno en regiones desérticas o semidesérticas; esta planta crece en suelos arenosos y secos, sus enemigos principales son el exceso de agua y el frío por debajo de los 10 °C. Esta planta es muy resistente a las plagas y a la falta de agua. La sábila es de crecimiento lento.

1. Seleccione la especie

La sábila se establece por los hijuelos o retoños que se obtienen de la planta madre; crecen unidos. Son pequeños brotes y están a un lado y alrededor de la madre, sujetos a la raíz, o en cultivos ya existentes, e incluso de manera silvestre; en este último caso, es de importancia elegir correctamente la raíz de sábila que contenga mayor cantidad de propiedades y así aprovecharla después. Las especies de sábila más conveniente son *aloe vera*, que es de uso comestible, y *aloe ferox*, para uso externo.

Hay muchas especies de sábila y para evitar que la planta se polinice con otra clase de aloe o sábila y las semillas se vuelvan híbridas, sólo hay que asegurarse de que no haya otro tipo de aloe cerca (como se mencionó anteriormente, el viento es un agente polinizador muy activo); si no se está seguro de esto, lo que se tiene que hacer es cortar la vara de la flor a media altura, por debajo de donde están las flores, antes de que se abran. El resto de la vara se saca y se deja secar (es más fácil sacar las semillas).

2. Zona de plantación

La sábila requiere de la luz del sol de manera indirecta; lo más conveniente es que la sábila tenga sombra, y a la vez el sitio donde esté plantada debe ser caliente, pues no son resistentes al frío. La zona para cultivar la sábila debe ser un lugar libre, deben de ser cálidos, suelos ricos en materia orgánica, profundos y con buen drenaje.

3. Reparación del terreno

El suelo donde se cultivará la sábila debe ser arenoso, con fácil drenaje; no siempre es indispensable que sea arenoso, ya que crece en tierras volcánicas. El suelo debe de tener una cantidad de acidez; si no tiene estas características, la sábila crecerá de forma muy lenta. Otra manera es preparar una maceta de 50 o 60 cm de diámetro, con grava, lo que permitirá un buen drenaje.

Al sembrar la sábila se debe dejar un espacio de 2 m entre una sábila y otra, esto porque las raíces del aloe son grandes y se pueden enredar unas con otras y así no aprovechar los nutrientes y recursos naturales. Esta planta no requiere de mucha luz y no es preferible que esté expuesta a la luz del sol de manera directa.

4. Plantación

Para su cultivo, lo mejor es hacerlo en una maceta de barro (ya que es porosa) en lugar de una de plástico. Éste debe llenarse con tierra de jardín con un 50% de turba a partes iguales, en el fondo se pondrá un drenaje de dos dedos de grava. Se cubrirá la planta hasta el nacimiento de las hojas, y se esperará un par de semanas, para empezar su riego; así se da tiempo para cicatrizar sus heridas, situar la planta en un lugar no muy soleado y muy cálido.

Las variedades de *aloe ferox* se pueden reproducir por las hojas, separándolas en forma completa, incluida la parte que rodea el tallo, dejándolos secar durante unos días, después plántelos de forma habitual. Su reproducción es mediante retoños o hijos, los cuales nacen alrededor. Una vez que tengan una altura de cuatro dedos, es tiempo de separarlos de la planta adulta. Se hurga la planta con los dedos, para encontrar la unión de la sábila madre con la sábila hijo.

Sacar la sábila completa de la planta es la manera más precisa para separar la sábila madre del hijo y con todas sus raíces; además de aprovechar a cortar las raíces de la sábila madre si éstas están muy largas. Añadir abono vegetal orgánico y tierra de hojas, y volver a plantar la sábila madre sin regar después de plantar la sábila.

Los hijos o retoños de la sábila se pueden plantar en macetas de barro en forma individual. Al plantar los piecitos de sábila o retoño, no se deben regar hasta después de dos semanas. El riego debe ser superficial y volver a regar después de 15 días.

Los piecitos, retoños o hijos de la sábila se deben de retirar de la sábila madre, ya que lo que hacen es demorar el crecimiento de la planta madre. La diferencia de los hijos de la sábila o retoños es que tienen manchas blancas cuando son pequeños, característica que va desapareciendo a medida que la planta crece y madura. Los retoños se dejan desarrollar hasta que completen 12 hojas y nuevamente se trasplantan.

5. Fertilización

Antes del trasplante, hay que fertilizar la tierra con estiércol o cenizas y tierra de hoja.

6. Cuidados especiales

Hay que tener cuidado con la sábila, de no regarla con agua excesivamente y en invierno protegerlas, además de que no deben estar a una temperatura de 1° o 0°C.

Cuando la sábila se tiene en maceta es necesario trasplantarla varias veces, y a los hijos de esta planta pasarlos a otras macetas. Si a una planta de sábila le sale una cantidad de retoños o sábila hijo de 30 a 50 hijos, lo mejor es quitarlos, ya que lo único que provocan es estrés en la sábila madre.

No coloque la sábila a un lado de un electrodoméstico (refrigerador, televisor, etcétera), ya que en su funcionamiento pueden generar alguna temperatura.

7. Plagas

La sábila es una planta muy resistente a las plagas, a veces es atacada por pulgones o cochinillas. Es una planta resistente a las plagas, al igual que hay que quitarle las hierbas, ya que puede contraer plagas o alguna enfermedad. Evitar el uso de pesticidas, ya que dañan las propiedades curativas de la planta.

8. Ciclo productivo

Su reproducción es mediante los hijos que le salen alrededor de la sábila. Cuando estos tengan altura de cuatro dedos, se separan de la sábila adulta. La reproducción es por estolones; la mejor época para su reproducción es en otoño, y no se debe realizar en invierno.

A medida que la planta va creciendo, se recomienda esperar de dos a cuatro años antes de empezar la cosecha de la sábila. Su ciclo productivo puede variar de cuatro a 10 años, dependiendo de los cuidados que se le den, al igual que su cosecha. Las plantas se pueden cosechar cada ocho semanas, quitando de tres a cuatro hojas por cada sábila. El ciclo productivo del cultivo de la sábila o aloe se determina cuando sus pencas pierden su calidad y volumen.

9. Riego

El riego es escaso, se debe vigilar que el agua no se estanque. Estas plantas pueden pasar largas temporadas sin agua, sobre todo en invierno. Cuando las hojas están delgadas y arrugadas significa que la planta necesita agua. Esto se debe a su gran resistencia a la falta de agua. Esto permite dos veces por año la recolección de la sábila o aloe. En caso contrario, sólo se pueden cortar las hojas una vez al año.

Especies de aloe o sábila por orden alfabético

Aloe ageodonta
Aloe abyssinnica
Aloe aculeata
Aloe cuatísima
Aloe adigratana
Aloe affinis
Aloe africana
Aloe ahmarensis
Aloe albida
Aloe albiflora
Aloe albovestita
Aloe alfredii
Aloe aloooides
Aloe ambigens
Aloe amicorum
Aloe ammophila
Aloe amudatensis
Aloe andogensis
Aloe andringritrensis
Aloe angiensis
Aloe anglolensis
Aloe ankoberensis
Aloe antandroi
Aloe arborescente
Aloe arborescens sin.
Aloe archeri
Aloe arenicola
Aloe argenticauda

Aloe aristata
Aloe asperifolia
Aloe audhalica
Aloe ausana
Aloe babatiensis
Aloe bainesii
Aloe bakeri
Aloe ballii
Aloe ballyi
Aloe barbadensis
Aloe barbadensis miller
Aloe barbadensis sin.
Aloe barberae
Aloe barbertoniae
Aloe bargalensis
Aloe bella
Aloe bellatula
Aloe betsileensis
Aloe bicomitum
Aloe behmii
Aloe boiteaui
Aloe boecawenii
Aloe bowiea
Aloe boylei
Aloe brachystachys
Aloe branddraaienstriata
Aloe buchananii
Aloe buchlohii
Aloe buettneri
Aloe buhrii
Aloe bukobana
Aloe bulbicaulis
Aloe bulbililifera
Aloe bullockii
Aloe burgersfortensis
Aloe bussei
Aloe calcairophila
Aloe calidophila
Aloe cameronii
Aloe camperi
Aloe canarina
Aloe candelabro
Aloe candelabrum
Aloe canelli
Aloe capitata
Aloe caricina
Aloe castellorum
Aloe catengiana
Aloe chabaudii
Aloe cheranganiensis
Aloe chlorantha
Aloe chortolirioides
Aloe christianii
Aloe chrysostachys
Aloe ciliaris
Aloe citrina
Aloe classenii
Aloe claviflora
Aloe commixta
Aloe compacta
Aloe compressa
Aloe compressa varrugos
Aloe comptonii
Aloe confusa
Aloe congdonii
Aloe congolensis

Aloe confiera
Aloe constricta
Aloe cooperi
Aloe corallina
Aloe crassipes
Aloe cremersii
Aloe cremnophila
Aloe cryptopoda
Aloe dabenorisana
Aloe davyana
Aloe dawei
Aloe debrana
Aloe decaryi
Aloe decorsei
Aloe decurva
Aloe decurvidens
Aloe defalcata
Aloe delphinensis
Aloe deltoideodonta
Aloe descoingsii
Aloe deserti
Aloe dewetti
Aloe dewinteri
Aloe dhalensis
Aloe dhufarensis
Aloe dichotoma
Aloe dinteri
Aloe dispar
Aloe divaricata
Aloe doei
Aloe dolomitica
Aloe dominela
Aloe dorotheae
Aloe duckeri
Aloe dumetorum
Aloe dyeri
Aloe ecklonis
Aloe ericetorum
Aloe erinacea
Aloe eru
Aloe erythrophylla
Aloe esculenta
Aloe falcata
Aloe ferox
Aloe fibrosa
Aloe fievetti
Aloe fleurentinorum
Aloe flexilifolia
Aloe forbesii
Aloe fosteri
Aloe fouriei
Aloe fragilis
Aloe framesii
Aloe francombei
Aloe fulleri
Aloe gariepensis
Aloe gerstneri
Aloe gigas
Aloe gilbertii
Aloe gillilandii
Aloe glabrescens
Aloe globuligemma
Aloe gloveri
Aloe gossweileri
Aloe graciflora
Aloe gracilis

Aloe gradicaulis
Aloe graminifolia
Aloe grandidentata
Aloe grata
Aloe greatheadii
Aloe greatheadii davyana
Aloe greenhill
Aloe greenwayi
Aloe grisea
Aloe guerrai
Aloe guillaumetii
Aloe haemanthifolia
Aloe hardyi
Aloe harlana
Aloe harmsii
Aloe haworthioides
Aloe haworthioides albiflora
Aloe helenae
Aloe hazeliana
Aloe heliderana
Aloe hemmingii
Aloe hendrickxii
Aloe hereroensis
Aloe hildebrandtii
Aloe hlangapies
Aloe howmanii
Aloe humbertii
Aloe humilis
Aloe ibitiensis
Aloe imalotensis
Aloe immaculata
Aloe inamara
Aloe inconspicua
Aloe inermes
Aloe integra
Aloe intermedia
Aloe inyangensis
Aloe isaloensis
Aloe itremensis
Aloe jacksonii
Aloe jawiyon
Aloe jucunda
Aloe juvenna
Aloe karasbergensis
Aloe keayi
Aloe kendongensis
Aloe keithii
Aloe ketabrowniorum
Aloe kilifiensis
Aloe kirkii
Aloe kniphofioides
Aloe komaggasensis
Aloe komatiensis
Aloe krapohliana
Aloe krausii
Aloe kulalensis
Aloe labworana
Aloe laeta
Aloe linearifolia
Aloe lastii
Aloe lateritia
Aloe lateritia graminicola
Aloe latifolia sin.
Aloe lavranosii
Aloe leachii
Aloe leandrii

Aloe leedalii
Aloe lensayuensis
Aloe lepida
Aloe leptophylla sin
Aloe leptosyphon
Aloe lettyae
Aloe leucantha
Aloe lineata
Aloe littoralis
Aloe longibracteata
Aloe luapulana
Aloe lutescens
Aloe macloughinii
Aloe macrantha
Aloe macrocarpa
Aloe macroclada
Aloe macrosiphon
Aloe maculata
Aloe maculata sin.
Aloe madecassa
Aloe marlothii
Aloe marsabitensis
Aloe massawana
Aloe mawii
Aloe mawii sin.
Aloe mayottensis
Aloe medishiana
Aloe megalacantha
Aloe melanacantha
Aloe menachensis
Aloe mendesii
Aloe menyhartii
Aloe metallica
Aloe meyeri
Aloe microcantha
Aloe microdonta
Aloe microstigma
Aloe millotii
Aloe milneredheadii
Aloe mínima
Aloe mitriformis
Aloe modesta
Aloe moledarana
Aloe molotropa
Aloe monteiroi
Aloe monticola
Aloe morijensis
Aloe morogoroensis
Aloe mubendiensis
Aloe mudenensis
Aloe multicolor
Aloe munchii
Aloe murina
Aloe musapana
Aloe mutabilis
Aloe mutans
Aloe myriacantha
Aloe mzinbana
Aloe namibensis
Aloe ngongensis
Aloe niebuhriana
Aloe nubigena
Aloe nuttii
Aloe nyeriensis
Aloe nyeriensis. O
Aloe obscura

Aloe officinalis
Aloe ortholopha
Aloe otallensis
Aloe pachygaster
Aloe palmiformis
Aloe parellifolia
Aloe parvibravteata
Aloe parvidens
Aloe parviflora
Aloe párvula
Aloe patersonii
Aloe peglerae
Aloe pendens
Aloe penduliflora
Aloe percrassa
Aloe perfoliata
Aloe perrieri
Aloe peruana
Aloe petricola
Aloe petrophila
Aloe peyrierasii
Aloe pillansii
Aloe pirottae
Aloe plicatilis
Aloe plowesii
Aloe pluridens
Aloe poleevansii
Aloe polyphylla
Aloe powysiorum
Aloe pretorienses
Aloe princeae
Aloe prinslooi
Aloe procera
Aloe pruinosa
Aloe pubescens
Aloe purpurascens
Aloe pustuligemma
Aloe rabaiensis
Aloe ramosissima
Aloe rauhii
Aloe reitzii
Aloe retrospiciens
Aloe reynoldsii
Aloe rhodesiana
Aloe richardiae
Aloe richtersveldensis
Aloe rigens
Aloe rivae
Aloe rivieri
Aloe rubriflora
Aloe rubroviolacea
Aloe rugosifolia
Aloe runcinata
Aloe rupestres
Aloe rupicola
Aloe ruspoliana
Aloe sabaea
Aloe salmdyckiana sin.
Aloe saponaria
Aloe saponaria sin.
Aloe saundersdiae
Aloe scabrifolia
Aloe schelpei
Aloe schliebenii
Aloe schomeri
Aloe schomerii

Aloe schweinfurthii
Aloe scobinifolia
Aloe scorpioides
Aloe secundiflora
Aloe sereti
Aloe serriyensis
Aloe sessiliflora vryheidensis
Aloe sessiflora
Aloe sheilae
Aloe silicola
Aloe simii
Aloe sinana
Aloe sinkatana
Aloe sladeniana
Aloe somaliensis
Aloe somaliensis marmorata
Aloe somliensis somaliensis
Aloe soutpansbergensis
Aloe speciosa
Aloe spicata
Aloe splendens
Aloe squarrosa
Aloe steudneri
Aloe striata
Aloe striatula
Aloe stuhlmannii
Aloe suarezensis
Aloe subacutissima
Aloe succotrina
Aloe suffulta
Aloe suprafoliata
Aloe suzannae
Aloe swynnertonii
Aloe swynnertonii T.
Aloe tenuior
Aloe thompsoniae
Aloe thorncroftii
Aloe tarski
Aloe tidmarshii
Aloe tomentosa
Aloe tororoana
Aloe torrei
Aloe trachyticola
Aloe transvaalensis
Aloe trigonantha
Aloe trothae
Aloe turkanensis
Aloe tweediae
Aloe ukambensis
Aloe umbellata sin.
Aloe umfuloziensis
Aloe vacillans
Aloe vallaris
Aloe vanbalenii
Aloe vanvanelli
Aloe vandermerwei
Aloe vaome
Aloe vaombe
Aloe vaotsanda
Aloe variegata
Aloe venenosa
Aloe venusta
Aloe vera
Aloe vera sin.
Aloe vossii
Aloe verdorniae

Aloe verecunda
Aloe verrucosospinosa
Aloe versicolor
Aloe veseyi
Aloe viguieri
Aloe viridiflora
Aloe vituensis
Aloe vogtsii
Aloe volkensii
Aloe vryheidensis
Aloe vulgaris
Aloe whitcombei
Aloe wickensii
Aloe wildii
Aloe wilsonii
Aloe wollastonii
Aloe woolliana
Aloe wrefordii
Aloe xprincipis
Aloe yavellana
Aloe zanzibarica
Aloe zebrina

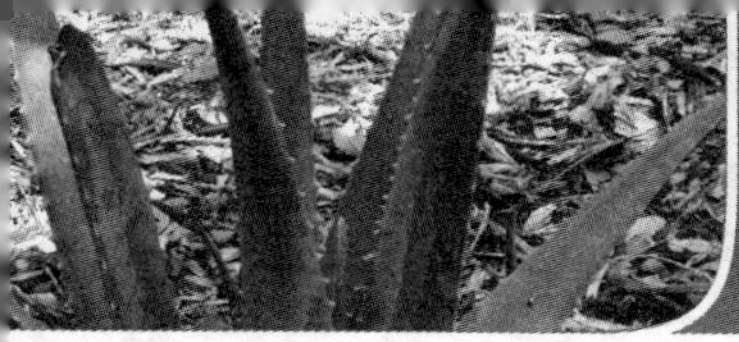

Bibliografía

- Álvarez, M.G., *Estudio de viabilidad técnica y financiera el cultivo*, México, Instituto Nacional de ecología, 1987.
- Brun, L., *Sábila (Aloe Vera),* México, Conaza, 1990.
- Cruz, Abel, *Salud con Sábila,* México, Selector, 2000.
- Granados y Castañeda, A., *Sábila planta agroindustrial del desierto*, México, Universidad de Chapingo, 1998.
- Kuntz, Kevin y Barbara, *Fitoterapias*, Madrid, EDAF, 1984.
- Lawless J. y Allan J., *Aloe Vera Maravilla Natural que Cura,* Londres, Harper Collin publishers, 2000.
- Montserrat Mulero Pruma, *Cómo cura el Aloe Vera,* Barcelona, RBA libros, 2000.
- Muñoz y Sánchez, Enrique, *Aloe vera americana,* México, APB, 2008.
- Pamplona, Roger, *Salud por las plantas medicinales*, Madrid, Feliz Año, 2007.
- Roig y Mesa, J.T., *Plantas medicinales, aromáticas o venenosas de Cuba*, La Habana, Ciencia y Técnica, 1974.
- Schweizer, Marc, *Aloe la planta que cura,* París, APB, 1994.
- Sosa, Reynaldo, *El poder medicinal de las plantas III,* Madrid, Gráficos reunidos, 1992.
- Stevens, Neil, *Aloe Vera*, México, Sirio, 1980.
- Urch, D., *Aloe Vera. Regalo Natural,* Bristol, Blackdown Publications, 1990.

Referencias electrónicas

Wikipedia

http://es.wikipedia.org/wiki/aloe

Casa Pià

http://www.casapia.com

Plantas Curativas y Medicinales

http://plantasquesanan.blogspot.com

SÁBILA-ALOE VERA
http://www.sabila.org
MONOGRAFÍAS.COM
http://www.monografias.com/trabajo10/aloe/aloe2.shtml
INFOJARDÍN
http://articulos.infojardin.com/plantas/aloe-vera.htm
NUTRIBIOTA
http://www.nutribiota.net
FEMENINO: LA MUJER DE HOY
http://www.femenino.info
INNATIA
http://www.innatia.com
QUIERETE.COM
http://www.quierete.com
EL CAMINO DE REGRESO
http://elcaminoderegreso.tripod.com/aloevera.html
VISIÓN CHAMÁNICA
http://www.visionchamanica.com/plantas/sabila.htm

MANEIRO QUEZADA, JORGE, "La sábila cura hasta el mal de amor", en *El Nuevo Periodismo*, 16 de febrero de 2005. Consulado en: http://gentejoven.blogcindario.com/2005/02/00006-la-sabila-cura-hasta-el-mal-de-amor.html

"Usos del Aloe Vera", en *Sangrefria.com.es* 20 de diciembre de 2005. Consultado en: http://www.sangrefria.com.es/2005/12/20/usos-del-aloe-vera/

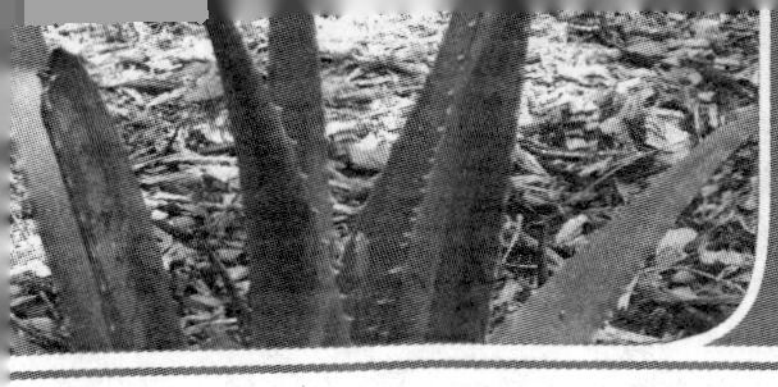

Índice

Esta obra se terminó de imprimir en enero de 2013
en los talleres de Edamsa Impresiones S.A. de C.V.
Av. Hidalgo No. 111, Col. Fracc. San Nicolás Tolentino,
Del. Iztapalapa, C.P. 09850, México, D.F.